PERSPECTIVAS EN MEDICINA:

USO DE PANTALLAS DE VISUALIZACIÓN DE DATOS EN EL COLECTIVO MÉDICO DEL SERVICIO DE URGENCIAS HOSPITALARIAS: EVALUACIÓN DE SU RIESGO ERGONÓMICO

© **PERSPECTIVAS EN MEDICINA: Uso de pantallas de visualización de datos en el colectivo médico del servicio de urgencias hospitalarias: Evaluación de su riesgo ergonómico.**

© María Espuche Jiménez, Rosa María Fernández Martínez, Inmaculada Torres Fernández, Ana María Reche Rodríguez, Andrés Fernando Rojas Gutiérrez, Cristina Espuche Jiménez.

ISBN Libro en papel: 978-84-685-8494-2

ISBN eBook en PDF: 978-84-685-8495-9

1ª EDICION

Septiembre 2024

Impreso en España

Editado por Asociación Murciana de Desarrollo Profesional de las Profesiones Sanitarias

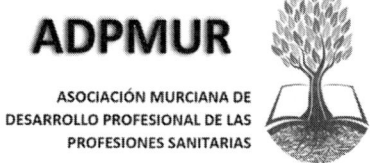

ADPMUR

ASOCIACIÓN MURCIANA DE
DESARROLLO PROFESIONAL DE LAS
PROFESIONES SANITARIAS

9 788468 584942

Autores:

María Espuche Jiménez

- Graduada en Medicina por la Universidad de Murcia
- Médico Interno Residente de Medicina Familiar y Comunitaria
- Máster en Prevención de Riesgos Laborales de la Universidad Miguel Hernández de Elche

Rosa María Fernández Martínez

- Graduada en Medicina por la Universidad Miguel Hernández de Elche
- Médico especialista en Medicina Familiar y Comunitaria
- Máster en Prevención de Riesgos Laborales de la Universidad Miguel Hernández de Elche

Inmaculada Torres Fernández

- Graduada en Medicina por la Universidad de Granada
- Médico especialista en Medicina Familiar y Comunitaria
- Máster en Alimentación en la actividad física y el deporte. Universidad Oberta de Cataluña

Ana María Reche Rodríguez

- Graduada en Medicina por la Universidad de Murcia
- Médico especialista en Medicina Familiar y Comunitaria
- Máster en Urgencias y Emergencias de la Universidad Católica San Antonio de Murcia
- Máster en Prevención de Riesgos Laborales de la Universidad Miguel Hernández de Elche

Andrés Fernando Rojas Gutiérrez

- Graduado en Medicina en la Universidad de la Sabana, Bogotá, Colombia
- Médico Especialista en Medicina Familiar y Comunitaria
- Máster en Dirección y Gestión Sanitaria en la Universidad de la Rioja
- Máster en Prevención de Riesgos Laborales de la Universidad Miguel Hernández de Elche

Cristina Espuche Jiménez

- Graduada en Medicina por la Universidad de Murcia
- Médico Interno Residente de Aparato Digestivo
- Máster en Prevención de Riesgos Laborales de la Universidad Miguel Hernández de Elche

"La educación y la formación son el pasaporte al futuro, porque el mañana pertenece a quienes se preparan para el hoy. "

John F. Kennedy.

Prólogo de la colección

En Ciencias de la Salud nos encontramos con diferentes situaciones en cada momento, situaciones a las cuales hay que dar respuesta de forma rápida y efectiva, ya que como profesionales buscamos la excelencia en los cuidados que proporcionamos tanto de nuestros pacientes como a la población.

Por este motivo presentamos esta colección de PERSPECTIVAS EN MEDICINA, que desde una perspectiva práctica desarrollamos una serie de aspectos básicos y actualizaciones para el FACULTATIVO SANITARIO ESPECIALISTA.

Esta obra está coordinada, revisada y validada con **ref. 2024/0955** por un panel de expertos de la Sociedad Científica **ADPMUR, Asociación Murciana de Desarrollo Profesional de las Profesiones Sanitarias** bajo el número de inscripción 14.112/1a, entre cuyos fines está el difundir y promocionar el desarrollo profesional continuo mediante la formación continuada en las profesiones sanitarias.

En ningún momento nuestras pretensiones son sustituir los manuales existentes ni hacer propias las fuentes utilizadas, sino disponer de una guía para la mejora de nuestro desempeño en el trabajo.

Quisiera agradecer personalmente a todos los autores que han participado en la colección ya que han realizado un trabajo envidiable y los animo a continuar en esta dirección.

Presidente de ADPMUR / Coordinador de la colección

Juan A. Flores Martín

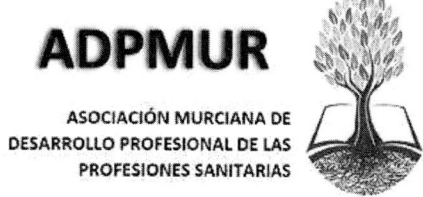

ADPMUR

ASOCIACIÓN MURCIANA DE DESARROLLO PROFESIONAL DE LAS PROFESIONES SANITARIAS

Índice

1. Resumen

INTRODUCCIÓN. Las Pantallas de Visualización de Datos (PVD) son esenciales en la mayoría de los trabajos actuales, ya que actúan como interfaz entre el trabajador y el ordenador. Con el creciente impacto de las nuevas tecnologías en los trabajos y la creciente necesidad de información visual, así como el aumento del tiempo dedicado a la visualización de pantallas de datos, los trabajadores que utilizan equipos con PVD pueden experimentar patologías específicas derivadas del uso prolongado, como la Fatiga Visual, los Trastornos Musculoesqueléticos y la Fatiga Mental. En entornos como las consultas de urgencias, donde el médico facultativo constituye un engranaje fundamental en la columna vertebral de estos servicios asistenciales, se suman otros factores como la realización de turnos continuos de 24 horas, rotaciones en el puesto de trabajo, una presión asistencial y responsabilidad elevadas, pudiendo estas condiciones laborales particulares exacerbar los riesgos para la salud del personal. Por tanto, es crucial implementar medidas preventivas específicas y participativas para abordar estos desafíos y mejorar las condiciones laborales de estos profesionales.

OBJETIVOS. Identificar el riesgo ergonómico en el puesto de trabajo de los médicos del servicio de Urgencias, así como conocer los aspectos normativos de acuerdo con la legislación española o europea no cumplidos en materia de trabajo en PVD y proponer recomendaciones preventivas que minimicen el riesgo para la salud derivados del trabajo en PVD.

MATERIAL Y MÉTODOS: Se evalúan diferentes consultas del servicio de Urgencias del Hospital Clínico Universitario Virgen de la Arrixaca de la Comunidad Autónoma de la Región de Murcia. La información se recopila de los propios usuarios de PVD, utilizando un Test de Evaluación que forma parte de la Guía Técnica del Instituto Nacional de Seguridad e Higiene en el Trabajo (INSHT).

RESULTADOS. Los trastornos evaluados son causados por los problemas de confort que los trabajadores identifican en sus puestos de trabajo.

CONCLUSIONES. La prevención o minimización de la fatiga visual, física y mental debe radicar en la concepción ergonómica del puesto de trabajo y del conjunto de tareas que lo configuran, adaptando el trabajo a la persona, a sus capacidades y limitaciones.

PALABRAS CLAVE: Pantallas; visualización; datos; riesgo; ergonómico.

2. Introducción

En la era digital actual, el uso de Pantallas de Visualización de Datos (PVD) se ha vuelto omnipresente en diversos entornos laborales, incluidos los servicios de Urgencias hospitalarias [1]. Estas pantallas desempeñan un papel fundamental en la prestación de atención médica, proporcionando acceso rápido a información vital y facilitando la toma de decisiones clínicas en tiempo real. Sin embargo, el uso prolongado de PVD puede plantear riesgos ergonómicos para el personal médico, especialmente en entornos de alta exigencia como el servicio de urgencias del Hospital Clínico Universitario Virgen de la Arrixaca.

La alta demanda de urgencias en el Hospital Clínico Universitario Virgen de la Arrixaca, conocido como el hospital de referencia de Murcia, es un fenómeno constante y significativo en el panorama sanitario de la región.

En este contexto de alta demanda de urgencias, es crucial garantizar que el personal médico y de enfermería cuente con los recursos y el apoyo necesarios para brindar una atención de calidad a todos los pacientes que acuden al hospital en busca de ayuda. Esto incluye no solo la disponibilidad de equipos médicos y recursos humanos adecuados, sino también la implementación de estrategias eficaces para gestionar la carga de trabajo y optimizar los procesos de atención en el servicio de urgencias.

La importancia de evaluar los trabajos expuestos al uso de pantallas de visualización de datos se fundamenta en diversas normativas y disposiciones legales que establecen medidas para garantizar la seguridad y salud de los trabajadores. En primer lugar, la Ley 31/1995, de Prevención de Riesgos Laborales, establece un marco general de garantías y responsabilidades para proteger la salud de los trabajadores frente a los riesgos derivados de las condiciones de trabajo [2].

De manera más específica, el Real Decreto 488/1997, sobre disposiciones mínimas de seguridad y salud relativas al trabajo con equipos que incluyen pantallas de visualización, establece medidas concretas que tienen como objetivo la protección de la salud y seguridad de los trabajadores que utilizan este tipo de equipos. El empresario tiene la responsabilidad de adoptar las medidas necesarias para que el uso de equipos con pantallas de visualización no represente riesgos para la seguridad o salud de los trabajadores, o en caso contrario, para reducir al mínimo dichos riesgos [3]. Sin embargo, es importante señalar que este Real Decreto es la transposición de la Directiva 90/270/CEE, la cual no ha sido actualizada por el Parlamento Europeo y el Consejo desde su publicación. Por lo tanto, debe tenerse en cuenta que no refleja los avances tecnológicos que han ocurrido en los equipos con pantallas de visualización a lo largo de estos años.

En este contexto, la evaluación de riesgos se convierte en una herramienta fundamental en el proceso, ya que permite identificar y estimar los riesgos asociados al trabajo con pantallas de visualización [4]. Esta evaluación proporciona información crucial para orientar las acciones preventivas y establecer prioridades en la eliminación y control de riesgos, teniendo en cuenta aspectos como los riesgos para la vista, los problemas físicos y de carga mental, y sus posibles efectos combinados.

El presente Trabajo Fin de Máster (TFM) se enfoca al estudio del riesgo ergonómico asociado al uso de PVD en el servicio de urgencias de dicho hospital, su repercusión en salud y su prevención. Se examinarán diversos aspectos, como la postura corporal durante el uso de las pantallas, la fatiga visual, el estrés físico y mental, y otros factores ergonómicos relevantes.

Este estudio se justifica por la importancia de garantizar un entorno laboral seguro y saludable para los profesionales de la salud, quienes desempeñan un papel crucial en la atención de pacientes en situaciones de urgencia.

Además, la evaluación del riesgo ergonómico en el uso de PVD en el contexto específico de un servicio de urgencias hospitalarias puede proporcionar información valiosa para el diseño de políticas y programas de prevención de riesgos laborales en el ámbito sanitario.

2.1 Definición de elementos básicos relacionados con el uso de PVD

A efectos del Real Decreto 488/1997 [3][5], que regula el uso de PVD, se entenderá por:

- Pantalla de visualización: una pantalla alfanumérica o gráfica, independientemente del método de representación visual utilizado.
- Puesto de trabajo: el constituido por un equipo con pantalla de visualización provisto, en su caso, de un teclado o dispositivo de adquisición de datos, de un programa para la interconexión persona/máquina, de accesorios ofimáticos y de un asiento y mesa o superficie de trabajo, así como el entorno laboral inmediato.

El Real Decreto establece una serie de exclusiones en las cuales no sería de aplicación que se exponen a continuación:

a) Los puestos de conducción de vehículos o máquinas.

b) Los sistemas informáticos embarcados en un medio de transporte.

c) Los sistemas informáticos destinados prioritariamente para utilizar por el público.

d) Los sistemas llamados "portátiles", siempre y cuando no se utilicen de modo continuado en un puesto de trabajo.

e) Las calculadoras, cajas registradoras y todos aquellos equipos que tengan un pequeño dispositivo de visualización de datos o medidas necesario para la utilización directa de dichos equipos.

f) Las máquinas de escribir de diseño clásico, conocidas como "máquinas de ventanilla".

- Trabajador: cualquier trabajador que habitualmente y durante una parte relevante de su trabajo normal utilice un equipo con pantalla de visualización. Los criterios para determinar la condición de usuarios de PVD son los siguientes:

a) Aquellos trabajadores que superen las **4 horas diarias** o **20 horas semanales** de trabajo efectivo con dichos equipos.

b) Aquellos trabajadores que realicen **2-4 horas diarias** o **10-20 horas semanales** de trabajo efectivo, siempre que cumplan, además, con al menos **5 requisitos** de los siguientes:

1) Depender del equipo para hacer su trabajo, no pudiendo disponer fácilmente de medios alternativos para conseguir los mismos resultados.

2) No poder decidir voluntariamente si utiliza o no el equipo para realizar su trabajo.

3) Necesitar una formación o experiencia específicas en el uso del equipo, exigidas por la empresa, para hacer su trabajo.

4) Utilizar habitualmente equipos con pantallas de visualización durante períodos continuos de una hora o más.

5) Utilizar equipos con pantallas de visualización a diario o casi diariamente, en la forma descrita en el punto anterior.

6) Que la obtención rápida de información por parte del usuario a través de la pantalla constituya un requisito importante del trabajo.

7) Que las necesidades de la tarea exijan un nivel alto de atención por parte del usuario, por ejemplo, debido a que las consecuencias de un error puedan ser críticas.

Los trabajadores que no cumplan estos criterios no se considerarán trabajadores usuarios de PVD y, por tanto, el RD no será de aplicación.

2.2   Disposiciones mínimas

Las disposiciones mínimas del Anexo del Real Decreto establecen los requisitos que deben cumplir los puestos de trabajo con pantallas de visualización de datos (PVD) [5] [6].

Para abordar los riesgos que pueden derivarse del uso de PVD y que afectan la salud psicofísica de los trabajadores, es fundamental considerar los elementos relacionados con el equipo de trabajo, el entorno de trabajo y la organización del trabajo.

El empleador debe proteger la seguridad y salud de los trabajadores mediante la evaluación de riesgos, la implementación de medidas correctivas adecuadas y la vigilancia periódica de la salud.

A) EQUIPO DE TRABAJO

- *TABLA 1: Disposiciones mínimas que debe cumplir un puesto de trabajo con PVD: equipo de trabajo [7].*

EQUIPO DE TRABAJO	
Pantalla	Documentos
Filtros	Porta documentos o atril
Teclado	Asiento
Soporte del monitor	Cableado
Otros dispositivos de entrada de datos (Ratón)	Equipos portátiles
	Postura de trabajo
Reposamuñecas	
Mesa o superficie de trabajo	

PANTALLA   -Los caracteres en la pantalla deben estar claramente definidos y configurados, con un tamaño adecuado y un espacio suficiente entre caracteres y líneas.

- La imagen en la pantalla debe ser estable, sin destellos, parpadeos u otras formas de inestabilidad.

- El usuario debe poder ajustar fácilmente la luminosidad y el contraste entre los caracteres y el fondo de la pantalla, adaptándolos a las condiciones del entorno.

- La pantalla debe ser fácilmente orientable e inclinable, permitiendo al usuario ajustarla según sus necesidades.

- La distancia de visualización deberá estar comprendida entre 400 mm y 750 mm.

- La pantalla se colocará a una altura donde la parte superior coincida con la altura de los ojos del usuario, de modo que sea visible dentro del espacio entre la línea de visión horizontal y la trazada a 40° por debajo de la horizontal. Esto asegura que la flexión del cuello esté entre 0° y 25°

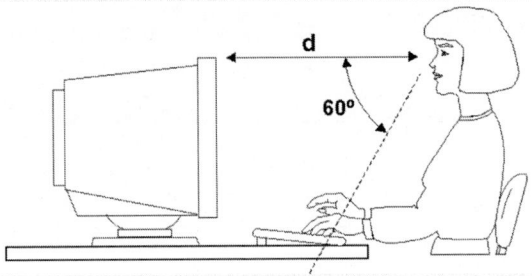

Imagen 1: Altura correcta de la pantalla.

- Se puede utilizar un pedestal independiente o una mesa regulable para la pantalla.

- La pantalla no debe tener reflejos ni deslumbramientos que puedan incomodar al usuario. Por ello, se recomienda un acabado mate para las superficies.

-En términos generales, se aconseja utilizar pantallas con polaridad positiva (caracteres oscuros sobre fondos claros), ya que reproducen la forma habitual de representación de los documentos impresos.

TECLADO   - El teclado debe ser inclinable y estar separado de la pantalla para permitir al trabajador adoptar una postura cómoda que no cause fatiga en los brazos o las manos.

- El cuerpo del teclado debe ser lo suficientemente plano.

- Se recomienda que la altura de la tercera fila de teclas (fila central) no supere los 30 mm desde la base de apoyo del teclado.

- La inclinación del teclado debe estar entre 0° y 15° respecto al plano horizontal.

- Si el diseño incorpora un reposamanos, este debe tener una profundidad mínima de 10 cm. En ausencia de dicho reposamanos, se debe asegurar un espacio equivalente en la mesa delante del teclado. Este apoyo o espacio es fundamental para mitigar la tensión estática en los brazos y la espalda.

- La forma, tamaño y fuerza de actuación de las teclas deben ser adecuados para garantizar un uso cómodo y preciso.

- La superficie del teclado debe ser mate para evitar reflejos.

- Se recomiendan caracteres oscuros sobre fondos claros.

- Los teclados deben incluir la letra "ñ" y los signos de apertura de interrogación y de exclamación, según lo establecido en el Real Decreto 564/1993, de 16 de abril.

- La disposición y las características de las teclas deben facilitar su uso.

- Los símbolos en las teclas deben ser lo suficientemente visibles y legibles desde la posición normal de trabajo.

- El ratón, ampliamente utilizado, debe adaptarse a la curvatura de la mano, sujetándose entre el 1º y 4º-5º dedo, reposando ligeramente el 2º-3º sobre los botones de este. Actualmente, diseño de ratones verticales, probablemente, de mayor ergonomía.

MESA / SUPERFICIE DE TRABAJO

- La mesa o superficie de trabajo deben tener un acabado poco reflectante, dimensiones adecuadas y permitir la colocación flexible de la pantalla, el teclado, los documentos y otros accesorios.

- El soporte para documentos debe ser estable y ajustable, ubicado de manera que minimice los movimientos incómodos de la cabeza y los ojos.

- El espacio debe ser suficiente para permitir a los trabajadores adoptar una posición cómoda.

- Las superficies del mobiliario con las que pueda entrar en contacto el usuario deben tener baja transmisión térmica y estar libres de esquinas o aristas agudas.

- Cuando se trabaja frecuentemente con documentos impresos además de la pantalla de visualización de datos, se recomienda usar un atril o portadocumentos. Este dispositivo ayuda a mantener los documentos a una distancia y altura comparable a la de la pantalla, lo que disminuye los movimientos del cuello y el esfuerzo visual.

ASIENTO DE TRABAJO

- El asiento de trabajo debe ser estable, proporcionando al usuario libertad de movimiento y asegurando una postura confortable.

- La altura del asiento debe ser ajustable dentro del rango necesario para la población de usuarios.

- El respaldo debe tener una suave prominencia para apoyar la zona lumbar y contar con dispositivos para ajustar su altura e inclinación.

- La profundidad del asiento debe ser regulable para permitir al usuario utilizar el respaldo sin que el borde del asiento presione las piernas.

- Los mecanismos de ajuste deben ser fácilmente accesibles y operables desde la posición sentada, diseñados para prevenir ajustes no intencionados.

- Se recomienda el uso de sillas con 5 apoyos para el suelo.

- Es aconsejable que la silla también esté equipada con ruedas, especialmente cuando la naturaleza del trabajo lo requiera. Las ruedas deben ser adecuadas al tipo de suelo para evitar movimientos no deseados.

- En situaciones donde, tras regular, modificar o adaptar los elementos del puesto de trabajo, el trabajador no pueda apoyar los pies en el suelo, se recomienda usar un reposapiés para proporcionar el apoyo necesario y evitar la compresión en las piernas. Diseño del reposapiés:

o Dimensiones mínimas: 45 cm de ancho por 35 cm de profundidad.

o Inclinación: entre 5 y 15º sobre el plano horizontal.

o Superficie antideslizante: tanto para los pies como para el suelo.

B)ENTORNO DE TRABAJO

- *TABLA 2: Disposiciones mínimas que debe cumplir un puesto de trabajo con PVD: entorno de trabajo [7].*

ENTORNO DE TRABAJO

Espacio	Condiciones termo higrométricas
Iluminación	Emisiones electromagnéticas
Reflejos y deslumbramientos	Vibraciones
Ruido	Interconexión ordenador-persona

ESPACIO

-El puesto de trabajo debe tener dimensiones adecuadas y estar acondicionado de manera que haya suficiente espacio para permitir cambios de postura y movimientos durante el trabajo.

- Detrás de la mesa debe haber un espacio mínimo de 115 cm y la superficie libre debe ser de al menos 2 m² para permitir el movimiento con la silla.

- Altura del plano de trabajo: Debe permitir mantener el brazo en posición horizontal o ligeramente hacia abajo para una postura cómoda.

- Espacio reservado para las piernas: Se requiere un espacio libre de al menos 70 cm de ancho por 65 cm de alto para facilitar el movimiento y la comodidad.

ILUMINACION

-La iluminación general y, cuando sea necesario, la iluminación específica (lámparas de trabajo) deben asegurar niveles adecuados de iluminación y relaciones apropiadas de luminancia entre la pantalla y su entorno. Esto debe considerar la naturaleza del trabajo, las necesidades visuales del usuario y el tipo de pantalla utilizada.

- El diseño del lugar de trabajo y del puesto, así como la ubicación y características técnicas de las fuentes de luz artificial, deben coordinarse para evitar deslumbramientos y reflejos molestos en la pantalla u otras partes del equipo.

- Dado que en los puestos de trabajo habituales que utilizan equipos con pantallas de visualización es común realizar tareas simultáneas de lectura y escritura, tanto en papel como en pantalla, el nivel de iluminación promedio debe situarse entre 300 lux y 500 lux.

REFLEJOS Y DESLUMBRAMIENTOS

- Los puestos de trabajo deben ser instalados de manera que las fuentes de luz, como ventanas, aberturas, tabiques transparentes o translúcidos, y equipos o tabiques de color claro, no generen deslumbramiento directo ni reflejos molestos en la pantalla.

- Las ventanas deben contar con dispositivos de cobertura adecuados y regulables para controlar la luz del día que incide en el puesto de trabajo.

- Las paredes y superficies deben estar pintadas en colores mate y no brillantes.

- Las lámparas de techo no deben ubicarse directamente sobre el operador y deben contar con difusores para lograr una distribución de luz más uniforme.

- La línea de visión del operador hacia la pantalla debe ser paralela a las lámparas del techo.

-El área ubicada detrás del operador debe tener una luminancia lo más tenue posible.

- La pantalla debe colocarse perpendicular a las ventanas, preferiblemente ubicadas a la izquierda del operador.

- Es recomendable que la pantalla esté alejada de la ventana para evitar que la luz diurna excesiva dificulte la adaptación visual del operador a la relativa oscuridad de la pantalla.

RUIDO

-El diseño del puesto de trabajo debe tener en cuenta el ruido generado por los equipos instalados, especialmente para evitar que perturbe la atención o la comunicación verbal.

- Para trabajos de rutina de oficina, el nivel de ruido debería estar entre 45 dB y 55 dB.

- Para salas de reuniones o tareas que requieran concentración, el nivel de ruido debería estar entre 35 dB y 45 dB.

CALOR	-Los equipos instalados en el puesto de trabajo no deben generar calor adicional que pueda causar molestias a los trabajadores.

- En el artículo 7 y en el anexo III del Real Decreto 486/1997 se recomienda que, para trabajos en locales cerrados donde se realizan tareas de oficina y similares, la temperatura del aire se mantenga dentro de los siguientes rangos: en época de verano: de 23 °C a 26 °C y en época de invierno: de 20 °C a 24 °C.

EMISIONES

- Toda radiación, a excepción de la parte visible del espectro electromagnético, debe reducirse a niveles insignificantes desde el punto de vista de la protección de la seguridad y la salud.

-Los niveles de radiación óptica y electromagnética emitidos por las pantallas de visualización están por debajo de los límites establecidos en el Real Decreto 486/2010, de 23 de abril, y en el Real Decreto 1066/2001, de 28 de septiembre. Se genera una radiación ionizante de baja energía que es absorbida casi completamente por la pared de vidrio de la pantalla. Por lo tanto, no sería necesario realizar una evaluación específica para estos riesgos debido al uso habitual de pantallas de visualización.

HUMEDAD

-Debe mantenerse una humedad aceptable en el entorno de trabajo y asegurarse de mantenerla constante.

- La humedad relativa debe mantenerse entre el 30% y el 70%, según se especifica en el anexo III del Real Decreto 486/1997.

- Si el nivel de humedad es demasiado bajo, existe riesgo de sequedad en la piel, en las membranas mucosas conjuntivas y respiratorias, así como de malestar en personas que usan lentes de contacto.

INTERCONEXIÓN ORDENADOR/PERSONA

- El programa debe estar adaptado a la tarea específica que debe realizar.

- El programa debe ser fácil de utilizar y, cuando sea necesario, adaptable al nivel de conocimientos y experiencia del usuario. No se deben utilizar dispositivos de control cuantitativos o cualitativos sin informar previamente a los trabajadores y consultar con sus representantes.

- Los sistemas deben proporcionar a los trabajadores indicaciones claras sobre su funcionamiento.

- La información debe mostrarse a los operadores en un formato y ritmo que sean adecuados para ellos.

- Los principios de ergonomía deben aplicarse especialmente al tratamiento de la información por parte de la persona.

C)ORGANIZACIÓN DETRABAJO

- *TABLA 3: Disposiciones mínimas que debe cumplir un puesto de trabajo con PVD: organización de trabajo [7].*

ORGANIZACIÓN DE TRABAJO	
Elementos materiales	Formación e información de los trabajadores
Consulta y participación de los trabajadores	
Desarrollo del trabajo diario	Pausas y cambios de actividad

ELEMENTOS MATERIALES	-Las características de los materiales que componen los elementos del puesto de trabajo (asiento, mesa, lámparas, programas informáticos, etc.) deben estar basadas en principios de diseño ergonómico. - Esto se logra adaptando el puesto a las características fisiológicas, anatómicas, psicológicas y a las capacidades de los trabajadores que lo utilizarán.
CONSULTA Y PARTICIPACIÓN DE LOS TRABAJADORES	-La participación de los trabajadores es esencial en la gestión de la seguridad y salud laboral. Ellos y sus representantes aportan una experiencia valiosa y un conocimiento directo

12

sobre el trabajo: cómo se realiza y cómo les afecta. Por lo tanto, es crucial una colaboración estrecha entre los trabajadores y la dirección de la empresa para encontrar soluciones conjuntas a problemas comunes (accidentes, enfermedades, bajas médicas, absentismo, ambiente laboral conflictivo), con el objetivo de crear un entorno laboral lo más saludable posible.

- El empresario tiene la obligación de consultar a los trabajadores y permitirles participar en todas las cuestiones que afecten su seguridad y salud en el trabajo, ya sea directamente o a través de sus representantes, según lo establece el Artículo 18.2 de la Ley 31/1995.

FORMACIÓN E INFORMACIÓN DE TRABAJADORES

- Los trabajadores deben estar informados sobre los riesgos relacionados con su puesto de trabajo y recibir formación específica en este ámbito.

- El objetivo es prevenir los riesgos para la salud asociados al uso de equipos con pantallas de visualización de datos (PVD). Esta formación debería abarcar los siguientes puntos:

o Identificación de las causas del riesgo y cómo pueden afectar la salud.

o El rol del trabajador y sus representantes en reconocer estos riesgos y los canales para comunicar cualquier síntoma o deficiencia observada.

o Contenido del RD 488/1997, especialmente en cuanto a la vigilancia de la salud, la evaluación de riesgos y los requisitos mínimos del puesto.

- Así, se pretende que los trabajadores comprendan y participen activamente en la prevención de riesgos en su entorno laboral.

DESARROLLO DEL TRABAJO DIARIO. PAUSAS Y CAMBIOS DE ACTIVIDAD

- Durante la jornada laboral en oficinas y despachos, el trabajo es mayoritariamente intelectual o mental.

- Aunque puede parecer cómodo y relajado debido a su naturaleza sedentaria, este tipo de trabajo presenta riesgos para la salud, evidenciados por las molestias y el cansancio que sufren los trabajadores. Esto puede llevar a la fatiga mental, física y visual, así como al estrés.

- Para evitar estos problemas se recomienda:

    o Hacer pequeñas pausas periódicas de forma espontánea.

    o Alternar tareas y cambiar de actividad cuando sea posible.

    o Participar en formaciones necesarias para manejar con soltura los programas o aplicaciones informáticas que se utilizan en el trabajo.

- Tener en cuenta los siguientes criterios al seleccionar un software:

    o Que sea adecuado para la tarea que se va a realizar.

    o Que se ajuste al nivel de conocimientos y experiencia del usuario.

    o Que ofrezca un uso sencillo, por ejemplo, mediante interfaces intuitivas y comprensibles.

2.3 Ergonomía en el ámbito de urgencias hospitalarias

La ergonomía es una disciplina que se enfoca en diseñar y organizar los lugares de trabajo, los productos y los sistemas de modo que se adapten a las capacidades y limitaciones de las personas. Su objetivo principal es mejorar la interacción entre los trabajadores y su entorno laboral para aumentar la eficiencia, seguridad y bienestar. La ergonomía es esencial para prevenir trastornos musculoesqueléticos, mejorar la salud y seguridad laboral, y aumentar la satisfacción y eficiencia en el trabajo [9] [10].

El uso de pantallas de visualización directa por parte de médicos en servicios de urgencias es bastante prevalente y relevante. Estas pantallas suelen utilizarse para acceder rápidamente a la información clínica de los pacientes, como historias médicas, resultados de pruebas diagnósticas, imágenes médicas, y otros datos relevantes para la atención inmediata. Su papel en dicho servicio es crucial para el trabajador, ya que:

- Permite un acceso rápido a la información: los médicos pueden obtener de manera instantánea datos cruciales sobre el estado de salud de los pacientes, lo cual es fundamental en entornos de urgencias donde cada segunda cuenta.
- Mejora la toma de decisiones respecto al tratamiento y manejo de los pacientes, al tener acceso inmediato a información actualizada.

- Coordinación del equipo: las pantallas permiten que todo el equipo multidisciplinar esté al tanto del estado de cada paciente, facilitando la coordinación entre médicos, enfermeras y otros profesionales de salud.
- Optimización del flujo de trabajo: ayudan a agilizar los procesos de trabajo, reduciendo tiempos de espera y mejorando la eficiencia operativa del servicio de urgencias.
- Integración con sistemas de registro médico: muchas veces estas pantallas están integradas con sistemas de registros médicos electrónicos (EHR), lo que asegura que la información sea precisa y esté actualizada en tiempo real.

El Servicio de Urgencias de un hospital es un entorno altamente dinámico y estresante, donde la rápida toma de decisiones y la eficiencia son cruciales para la atención de los pacientes [9]. En este contexto, la implementación de una buena ergonomía es esencial para garantizar la seguridad, el bienestar y el rendimiento del personal sanitario [8]. A continuación, se destacan los aspectos clave de la ergonomía en este entorno tan exigente [11]:

▪ Diseño del espacio y mobiliario:

- Distribución del espacio: en un entorno donde cada segunda cuenta, la disposición del espacio debe permitir un acceso rápido y fácil a los equipos y suministros esenciales. Un diseño ergonómico del área de trabajo reduce el tiempo perdido y aumenta la eficiencia operativa.

- Mobiliario ajustable: las camillas, sillas y mesas ajustables en altura son fundamentales para acomodar a diferentes usuarios y minimizar la tensión en la espalda y las articulaciones del personal, quienes deben adaptarse rápidamente a diversas situaciones clínicas.

▪ Equipos y herramientas:

- Dispositivos médicos: en un entorno tan activo y demandante, el equipo médico debe ser intuitivo y fácil de usar. Las pantallas y controles deben ser accesibles y visibles sin necesidad de posturas forzadas, lo que es crucial en situaciones de emergencia.

▪ Ambiente de trabajo:

- Iluminación: una iluminación adecuada es vital para realizar procedimientos médicos con precisión y reducir la fatiga ocular, especialmente en un entorno tan dinámico y exigente como el de urgencias.

- Ruido: controlar el ruido es esencial para reducir el estrés del personal y mejorar la comunicación en un entorno donde la coordinación rápida y clara es fundamental.

▪ Organización del trabajo:

- Rotación de tareas: la rotación de tareas y pausas regulares son esenciales para prevenir la fatiga y las lesiones por movimientos repetitivos, aspectos cruciales en un entorno de trabajo tan dinámico.

15

- Capacitación: la formación en técnicas ergonómicas adecuadas, como el levantamiento seguro de pacientes y el uso correcto de equipos, es fundamental para reducir el riesgo de lesiones y mejorar la eficiencia.

- Prevención de lesiones:

-Levantamiento y transferencia de pacientes: utilizar ayudas mecánicas y técnicas adecuadas para el levantamiento y transferencia de pacientes es vital para reducir el riesgo de lesiones, algo especialmente importante en un entorno tan activo y estresante.

- Monitoreo de salud: implementar programas de monitoreo de la salud del personal puede ayudar a identificar y abordar problemas ergonómicos antes de que resulten en lesiones graves, mejorando la sostenibilidad del trabajo en urgencias.

2.3.1 Factores de riesgo ergonómico derivados del uso de PVD por parte del médico de urgencias

El uso de PVD es una parte integral del trabajo de los médicos de urgencias hospitalarias. Sin embargo, su uso prolongado puede dar lugar a diversos riesgos ergonómicos que afectan tanto la salud física como el bienestar general de estos profesionales [10] [12]. A continuación, se detallan los principales factores de riesgo ergonómico relacionados con el uso de PVD:

1. **Factores de relacionados con el equipo:**

- Características de la pantalla: la calidad de la pantalla, como el tipo de tecnología utilizada (CRT, plasma, LCD), puede influir en la fatiga visual y otros problemas de salud.

- Teclado y dispositivos de entrada: el uso de un teclado no ergonómico o dispositivos de entrada mal diseñados puede contribuir a lesiones por esfuerzo repetitivo, como el síndrome del túnel carpiano y tendinitis.

- Posición de la pantalla: una pantalla mal posicionada puede obligar al usuario a adoptar posturas incómodas, como inclinarse hacia adelante o girar el cuello, lo que puede causar dolor cervical y de espalda.

- Mesa y silla de trabajo: problemas con la altura de la mesa, el ajuste de la silla y la disposición de cables pueden afectar la postura y el confort del trabajador.

2. **Relacionados con el entorno:**

- Iluminación inadecuada: la iluminación insuficiente o incorrecta puede causar fatiga visual y dificultar la lectura en la pantalla. La iluminación excesiva o la presencia de reflejos en la pantalla también pueden ser problemáticas.

- Reflejos y deslumbramientos: superficies brillantes o mal posicionadas pueden generar reflejos en la pantalla, aumentando la fatiga ocular. Los reflejos en la pantalla pueden forzar al usuario a cambiar constantemente su posición para ver mejor, lo que puede llevar a posturas inadecuadas y fatiga ocular.

- Condiciones ambientales: problemas como el exceso de ruido, temperaturas inadecuadas y emisiones perjudiciales pueden afectar el confort y la concentración del trabajador.

3. Relacionados con la organización del trabajo:

- Duración del uso de PVD: el uso prolongado de pantallas sin pausas adecuadas puede causar fatiga visual y muscular. Las jornadas laborales extendidas sin descansos suficientes agravan este problema.

- Rotación de tareas: la falta de rotación de tareas puede llevar a la repetición constante de movimientos, aumentando el riesgo de lesiones por esfuerzo repetitivo.

- Capacitación insuficiente: la falta de formación en ergonomía puede resultar en una falta de conocimiento sobre las mejores prácticas para el uso de PVD, lo que incrementa la probabilidad de adoptar posturas y hábitos de trabajo incorrectos.

- Formación en PRL: la falta de formación en Prevención de Riesgos Laborales (PRL) puede aumentar la exposición a riesgos ergonómicos y la incidencia de problemas de salud.

- Consulta y participación: la falta de consulta y participación de los trabajadores en la implementación de medidas ergonómicas puede llevar a condiciones de trabajo subóptimas.

- Uso de EPI: la falta de Equipos de Protección Individual (EPI) adecuados o su uso inadecuado puede exponer a los trabajadores a riesgos adicionales.

2.3.2 Efectos nocivos del uso de PVD sobre la salud psicofísica del colectivo médico del servicio de urgencias

La salud psicofísica es un concepto que subraya la importancia de considerar tanto la salud mental como la física para lograr un bienestar integral. La preservación de la salud psicofísica en un médico de urgencias es crucial tanto para el bienestar del profesional como para la calidad de atención que brinda a los pacientes [13].

Los médicos de urgencias enfrentan un entorno de trabajo extremadamente exigente, caracterizado por alta presión, largas jornadas laborales y la necesidad de tomar decisiones rápidas y precisas, que junto con el uso prolongado o inadecuado de PVD, puede conllevar una serie de consecuencias negativas tanto físicas como mentales. Por este motivo, la adopción de medidas preventivas y prácticas saludables puede mitigar estos efectos y promover una mejor salud psicofísica [1] [8] [14].

ALTERACIONES VISUALES

- **Fatiga visual** [7]

La fatiga visual es una alteración funcional reversible causada por el exceso de demanda en los reflejos pupilares y la acomodación-convergencia necesarios para enfocar correctamente las imágenes en la retina. Este esfuerzo prolongado conduce a una reducción en la capacidad funcional del ojo y provoca diversas molestias.

Además, el trabajo continuo con pantallas promueve la fijación visual y reduce la frecuencia de parpadeo, lo que resulta en una lubricación inadecuada de la córnea y un incremento de la sequedad ocular [15]. Las condiciones inadecuadas de iluminación, la presbicia, los defectos de refracción óptica y la falta de descansos son factores que pueden contribuir a la aparición de fatiga visual [16] [17].

- *TABLA 4: Fatiga visual y tipología.*

MOLESTIAS OCULARES	- Sensación constante de "notar los ojos".
	- Tensión ocular.
	- Pesadez en los párpados.
	- Sensación de ojos pesados.
	- Picores.
	- Ardor ocular.
	- Necesidad de frotarse los ojos.
	- Somnolencia.
	- Lagrimeo excesivo.
	- Sensación de escozor.
	- Incremento del parpadeo.
	- Ojos secos, que pueden llevar a blefaritis.
	- Enrojecimiento de la conjuntiva, primero tarsal y luego bulbar.
TRASTORNOS VISUALES	- Borrosidad al leer caracteres en la pantalla.
	- Dificultad para enfocar objetos.
	- Imágenes desenfocadas o dobles, episodios transitorios de diplopía.
	- Se han reportado algunos casos de cataratas, aunque no se ha comprobado que sean causados por el trabajo con PVD.
	- Fotofobia.

	- Astenopia acomodativa y de convergencia, cuando los ojos deben ajustar continuamente su enfoque.
TRASTORNOS EXTRAOCULARES	- Cefaleas frontales, occipitales, temporales y oculares de intensidad leve a moderada.
	- Mareos o vértigo debido a problemas de visión binocular, ametropías mal corregidas, astigmatismos o problemas con la musculatura extrínseca ocular.
	- Sensación de inquietud y ansiedad.
	- Dolor en la nuca y columna vertebral por mantener una distancia inadecuada entre los ojos y el texto.
	- Epilepsia fotosensitiva.
	- Adopción inconsciente de posturas específicas para evitar reflejos.

ALTERACIONES FÍSICAS O MUSCULARES

Los problemas físicos relacionados con los puestos de trabajo que involucran pantallas de visualización están principalmente vinculados a las posturas adoptadas y al estatismo característico en entornos de oficina.

Además, los movimientos repetitivos debido al manejo intensivo del teclado y el ratón también pueden contribuir a la aparición de estos problemas. Estos factores pueden derivar en patologías y fomentar comportamientos sedentarios [16][18].

- **Fatiga física o muscular**

La fatiga física o muscular se refiere a la disminución de la capacidad física del individuo, provocada por tensión muscular estática, dinámica o repetitiva, tensión excesiva del organismo en su conjunto, o esfuerzo excesivo del sistema psicomotor. Los síntomas afectan principalmente la columna vertebral:

- Dolor en cuello y nuca (cervicalgias).
- Dolor en la parte media de la espalda (dorsalgias).
- Dolor lumbar (lumbalgias).

Estos síntomas suelen aparecer al final de la jornada laboral y tienden a desaparecer tras un periodo de descanso. El disco intervertebral, que se vuelve avascular a partir de los 30 años, se nutre por imbibición a partir de los músculos y tejidos periarticulares. La contracción isométrica sostenida causa una alteración en la circulación que reduce la nutrición del disco, llevando a su envejecimiento y atrofia, y causando efectos degenerativos en las estructuras óseas adyacentes [19] [20].

Otros trastornos musculoesqueléticos (TME) incluyen [4]:

- Contracturas musculares.

- Hormigueo en extremidades.
- Sensación de fatiga general (astenia).
- Síndrome del codo de tenista, que afecta a los músculos del antebrazo.
- Síndrome del túnel carpiano, debido a la inflamación del nervio mediano en el túnel carpiano, resultando en pérdida de sensibilidad en los dedos, hormigueo, y pérdida de precisión en el trabajo.
- Tendinitis de De Quervain, irritación de los tendones de la muñeca que controlan el movimiento del pulgar.

ALTERACIONES CUTÁNEAS

Algunos trabajadores de PVD han reportado irritación de la piel o reacciones alérgicas (sarpullidos faciales), afectando principalmente la cara, cuello y a veces las manos. Estas reacciones pueden deberse a una predisposición personal, a un ambiente extremadamente seco, o a la electricidad estática generada por la pantalla. El polvo en suspensión puede cargarse eléctricamente y causar dermatitis de contacto al posarse en la piel. Este fenómeno debe diferenciarse de las dermatosis causadas por la sequedad ambiental producida por equipos ofimáticos y sistemas de climatización.

Otros autores mencionan el estrés como un factor contribuyente (OMS, 1989). Los efectos de los campos electrostáticos y magnéticos de baja frecuencia de la pantalla han sido descartados [7].

ALTERACIONES EN EL EMBARAZO

En los años 80, se reportó una mayor incidencia de abortos espontáneos entre trabajadoras embarazadas, inicialmente atribuidos a la emisión de rayos X por las pantallas (los tubos catódicos y circuitos reguladores pueden emitir radiaciones de baja energía). Sin embargo, investigaciones posteriores han confirmado que estos abortos no pueden atribuirse a las radiaciones emitidas por las pantallas. Aunque se ha especulado sobre el papel de los campos magnéticos generados por los terminales, esta teoría sigue siendo puramente especulativa [22].

En conclusión, numerosos estudios no han encontrado evidencia de una relación entre el uso de pantallas y efectos adversos en el embarazo. El aspecto más relevante para estudiar son las características propias del trabajo, como el tipo de tarea y el estrés asociado.

ALTERACIONES PSICOSOMÁTICAS

La carga mental se define como el conjunto de requerimientos mentales, cognitivos o intelectuales que enfrenta un trabajador a lo largo de su jornada laboral, es decir, el nivel de actividad mental o esfuerzo intelectual necesario para realizar su trabajo [4] [14].

- **Fatiga mental y estrés**

La fatiga mental puede ser causada por diversas razones, entre ellas las dificultades para manejar eficazmente las aplicaciones informáticas o programas de ordenador, un esfuerzo intelectual o mental excesivo, la excesiva presión de tiempos, la ausencia de pausas y, en general, por deficiencias en la organización del trabajo. A menudo, la dificultad para manejar eficazmente los programas informáticos se debe a la falta de formación adecuada [23].

Por otro lado, la organización del trabajo también puede ser un factor importante en la generación de estrés y fatiga mental [7] [23]. Un entorno laboral que no permite pausas regulares impone presiones temporales excesivas o asigna tareas repetitivas y monótonas puede sobrecargar a los empleados, afectando negativamente su bienestar emocional y físico [24].

- *TABLA 5: Fatiga mental o psicológica y tipología.*

TRASTORNOS NEUROVEGETATIVOS Y PSICOSOMÁTICOS	ALTERACIONES PSÍQUICAS	TRASTORNOS DEL SUEÑO
Sudoración excesiva.	Estados depresivos.	Pesadillas.
Trastornos digestivos (diarreas, estreñimiento, etc.).	Dificultad para concentrarse.	Insomnio.
Nerviosismo.	Ansiedad.	Sueño inquieto.
Cefaleas.	Irritabilidad.	
Palpitaciones.		
Sensación de fatiga general (astenia).		
Mareos.		
Temblores.		

Si el cuerpo no puede recuperarse por sí mismo o persisten las condiciones desfavorables del equipo, ambiente y organización del trabajo, el estrés es inevitable [25] [26]. Es bien conocido que los TME tienen un origen multifactorial, y existe una relación demostrada entre el estrés y estos trastornos. Tanto los factores organizativos como la carga mental están directamente asociados con el estrés y, por consiguiente, con los TME [18].

Además, el trabajo con equipos que incluyen PVD se ha vuelto común en el entorno laboral. El pasar una gran parte del día en posición sentada y con poca actividad física puede promover un comportamiento sedentario [13]. Este comportamiento se define como aquel que implica un bajo consumo energético, generalmente inferior a 1.5 MET, mientras se está sentado o reclinado. Esto se ha relacionado con enfermedades como las cardiovasculares, la diabetes tipo II, la hipertensión arterial, la osteoporosis y otros problemas de salud [27].

2.4 Breve descripción del puesto de trabajo y perfil del trabajador

El Servicio de Urgencias del Hospital Clínico Universitario Virgen de la Arrixaca se encuentra en la planta -1 de dicho hospital y consta de 15 boxes disponibles para 20-22 facultativos médicos que trabajan en este servicio durante un turno de guardia.

El área de trabajo consta de espacios equipados con mesas simples de 160x80 cm (grosor del tablero: 3 cm), sillas que no cumplen lo establecido en la NTP 1129 del INSST, sobre Criterios ergonómicos para la selección de sillas de oficina [28] y computadoras. El monitor es una pantalla LCD de la marca Hewlett-Packard (HP), que opera a una frecuencia de 50/60 Hz y tiene certificación CE. El teclado de la misma marca (HP), cuya altura en el punto medio es de aproximadamente 2.5 cm, dependiente de la pantalla y con certificación CE. No se dispone de reposapiés ni de alfombrillas elevadoras para la muñeca del ratón ni atril. En ocasiones, la distribución espacial en cuanto a ventanas y luminarias no es la correcta, aunque esto es variable en función de donde esté orientado el box.

En cuanto a la estructura del trabajo, el facultativo médico del servicio de Urgencias suele trabajar con turnos de guardias, que pueden ser de 17 o 24 horas continuas. Durante este tiempo de trabajo, aproximadamente casi un 75% del mismo (13 o 18 horas/diarias) tiene lugar delante de un ordenador. El tiempo restante se distribuiría en comidas/cenas (1 hora) y descansos en función de la demanda de pacientes y gravedad de los mismos.

El tiempo de trabajo es un factor crucial de las condiciones laborales que impacta directamente la vida diaria, tanto en términos del número de horas trabajadas como en su distribución. La vigilancia de la salud de los trabajadores que desempeñan turnos o trabajan de noche debe cumplir dos objetivos principales: identificar posibles patologías que puedan estar relacionadas con esta exposición laboral y diagnosticar de manera temprana cualquier alteración de la salud que pueda surgir debido a horarios variables o trabajo nocturno.

Imagen 2: Silla.   *IMAGEN 3: Mesa y computador.*

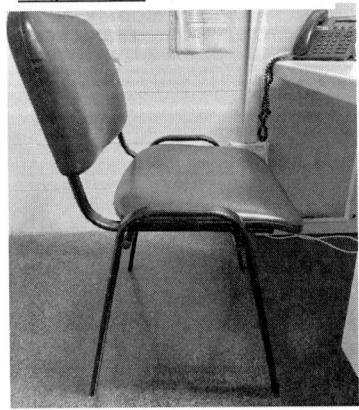
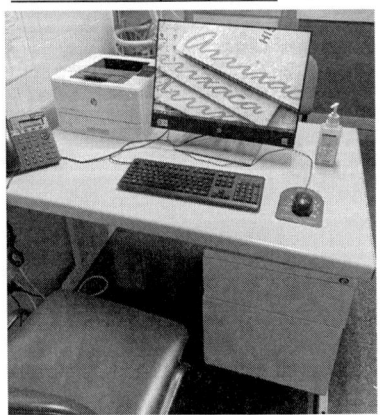

Imagen 4: Teclado HP.

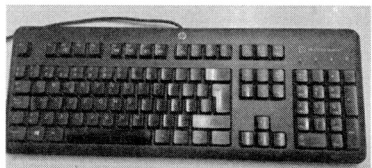

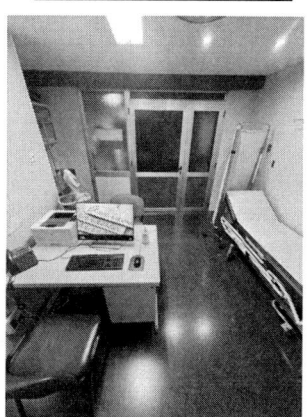

Imagen 6: Distribución del box.

Imagen 5: Disposición de luminarias y ventanas.

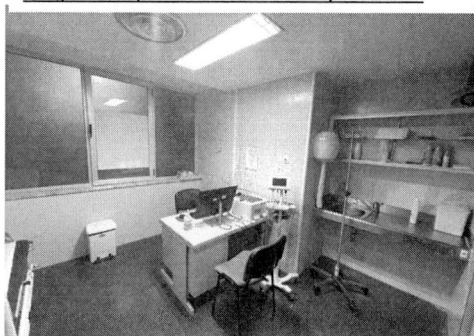

3. Justificación

La salud puede ser definida en función de diversas expectativas, ya sean personales, económicas o sociales. La definición proporcionada por la Organización Mundial de la Salud aborda estos tres aspectos, ofreciendo una definición de salud óptima que abarca "aquella condición fisiológica, psicológica y social que un individuo puede experimentar en su máxima expresión" [29].

De acuerdo con la Ley 31/1995 de 8 de noviembre [2], la Prevención de Riesgos Laborales se define como "el conjunto de actividades o medidas adoptadas o previstas en todas las etapas de la actividad de la empresa con el fin de evitar o reducir los riesgos derivados del trabajo". Dentro de la PRL, la Ergonomía es la disciplina preventiva que se centra en desarrollar soluciones destinadas a mejorar las condiciones de trabajo, con el objetivo de eliminar o reducir la fatiga y las alteraciones derivadas de la sobrecarga física, así como disminuir las bajas laborales y el ausentismo, y fomentar la satisfacción y el rendimiento en el lugar de trabajo [11]. A pesar de que ha ido ganando terreno en las últimas décadas, aún parece no haber alcanzado la profundidad necesaria en las instituciones sanitarias, especialmente en el área de los servicios de Urgencias.

El uso de pantallas de visualización directa por parte de los médicos de un servicio de Urgencias hospitalario puede generar riesgos para su salud si no se implementan las medidas preventivas adecuadas. Además, este riesgo se acentúa si se tiene en cuenta el tiempo considerable, con largas jornadas laborales (hasta 24 horas), que dichos facultativos pasan trabajando con estos dispositivos resaltando la importancia de configurar el entorno laboral de manera óptima [14] [26].

Es responsabilidad del empleador garantizar la seguridad y la salud de los médicos mediante la evaluación de riesgos, la implementación de medidas correctivas apropiadas y la supervisión regular de su estado de salud [3].

Por lo tanto, nuestro interés se centra en evaluar los riesgos asociados al uso de pantallas de visualización directa por parte de los médicos en un servicio de urgencias hospitalario, con el objetivo de prevenir posibles problemas derivados de su uso habitual y prolongado. Esto implica no solo un diseño adecuado de los puestos de trabajo y una organización eficiente del mismo, sino también una formación completa para los médicos sobre cómo utilizar las pantallas de manera segura y saludable [13] [30].

4. Objetivos

4.1   OBJETIVO GENERAL

➢ Identificar el riesgo ergonómico de los médicos facultativos en las consultas de Urgencias del Hospital Clínico Universitario Virgen de la Arrixaca.

4.2   OBJETIVOS ESPECÍFICOS

➢ Conocer los aspectos normativos de acuerdo con la legislación española o europea no cumplidos en materia de trabajo en PVD.
➢ Proponer recomendaciones preventivas que minimicen el riesgo para la salud derivado del trabajo en PVD.

5. Material y métodos

Este trabajo se diseñó como un estudio observacional descriptivo transversal o de prevalencia.

El estudio se llevó a cabo con una muestra de 17 participantes adultos, incluyendo tanto hombres como mujeres, con edades comprendidas entre 25 y 60 años. La selección de los participantes se realizó de manera aleatoria entre el personal facultativo del servicio de

Urgencias hospitalarias del Hospital Clínico Universitario Virgen de la Arrixaca, muestra que alcanza una cuota muestral de un 77,3% de la población a estudio, con el objetivo de obtener una muestra representativa de profesionales médicos que prestan servicios en dicho entorno.

Para reclutar a los participantes, se dispusieron dos cuestionarios autocumplimentados y una hoja de recomendaciones dentro de una carpeta organizada con separadores en un casillero ubicado en el box central del servicio de Urgencias. El propósito fue permitir que los trabajadores que realizaban guardias tuvieran la oportunidad de completarlos de manera aleatoria, si así lo deseaban.

En la portada de la carpeta se detallaron los siguientes aspectos:

a) la autora del estudio, así como el máster y la Universidad donde se ejecuta dicho estudio
b) los usuarios para los que iba dirigido el estudio: médicos del Servicio de Urgencias
c) la temática del Trabajo Final de Máster (TFM) y sus objetivos
d) el plazo de entrega
e) las instrucciones para su realización:

    o 1º deben rellenar el CUESTIONARIO NÚMERO 1

    o 2º Deben rellenar el CUESTIONARIO NUMERO 2

    o 3º Tras la cumplimentación de los dos cuestionarios, depositen de nuevo en la carpeta, concretamente en el separador designado como "resultados"

    o 4º Pueden coger una hoja de recomendaciones de ejercicios para usuarios de PVD

f) agradecimiento por su colaboración e información sobre la probable exposición de dicho TFM en una sesión próxima del Servicio de Urgencias pendiente de fechar en el calendario de sesiones mensuales del Servicio.

Las fases que se siguieron para llevar a cabo la recogida de datos fueron las siguientes:

1º Valorar la condición de trabajador expuesto: En primer lugar, se determinó el puesto a estudiar mediante el cuestionario "Identificación de usuarios de PVD" *(Anexo I)* con el objetivo de valorar si los trabajadores reunían las condiciones o no de trabajadores usuarios de PVD. Este cuestionario se encontraba rotulado en la parte superior con el nombre "CUESTIONARIO NUMERO 1" y era un test anonimizado.

2º Aplicación del test de evaluación: Posteriormente, se les realizó el test de evaluación incluido en la Guía Técnica del INSHT, recogido en el Apartado III de la Guía Técnica para la evaluación y prevención de riesgos relacionados con el uso de PVD *(Anexo II)*. Este cuestionario se encontraba rotulado en la parte superior con el nombre "CUESTIONARIO NUMERO 2" y era un test anonimizado.

Este cuestionario fue completado por los trabajadores, proporcionando información útil sobre su percepción. Sin embargo, es importante tener en cuenta que el cuestionario tiene sus limitaciones y podría no ser suficiente para determinar con certeza la adecuación de algunos aspectos ergonómicos.

El cuestionario incorpora aspectos basados en los requisitos legales vigentes (R.D. 488/1997 de 14 de abril y R.D. 564/1993 de 16 de abril), así como otros requisitos complementarios basados en normas técnicas sobre PVD (ISO 9241, EN 29241 y UNE-EN 29241).

Al final del cuestionario, se incluyeron instrucciones para realizar la evaluación y las indicaciones necesarias para verificar el cumplimiento del R.D. 488/1997 sobre PVD, así como para revisar otros aspectos técnicos del acondicionamiento ergonómico del puesto.

3º Difusión de hoja de recomendaciones saludables para usuarios de PVD: Adjunto al cuestionario que debían rellenar los trabajadores, se asoció una hoja sobre recomendaciones de ejercicios para realizar en las pausas establecidas durante la jornada laboral (*ANEXO III*), con el objetivo de minimizar los riesgos visuales, musculoesqueléticos y mentales relacionados con el uso de PVD.

5.1 Ítems analizados en el test de evaluación

TABLA6. Ítems valorados por el Test de evaluación incluido en la Guía técnica del INSHT.

EQUIPO DE TRABAJO		ENTORNO DE TRABAJO		ORGANIZACIÓN Y GESTION DE TRABAJO
Informático	Mobiliario		Programas de ordenador	
- Pantalla - Teclado - Ratón	- Mesa/ superficie de trabajo - Silla	- Espacio de trabajo - Iluminación - Ruido - Calor - Humedad del aire	- Software -Presentación de la información	- Organización del trabajo - Pausas - Formación - Reconocimientos médicos

Cada sección evalúa varios aspectos, algunos de los cuales están identificados con las siglas "RD", indicando que se relacionan con los requisitos del Real Decreto 488/1997 para verificar su cumplimiento. El test completo que se administra a los trabajadores, junto con las instrucciones para su evaluación, se detallan en el *Anexo II*. Además, se proporciona una hoja resumen de respuestas para facilitar la revisión de los ítems en la sección de resultados *(Anexo III)*.

La identificación del riesgo ergonómico se estimó mediante el análisis de frecuencia del incumplimiento de las condiciones de trabajo y características de los equipos, establecidas en la legislación que regula el trabajo con PVD.

Los aspectos normativos no cumplidos de acuerdo con la legislación española o europea en materia de trabajo en PVD se realizó mediante el análisis de frecuencias absolutas y relativas del incumplimiento de las condiciones de trabajo y características de los equipos

Finalmente, se llevó a cabo la propuesta de una serie de recomendaciones preventivas que pretenden minimizar el riesgo para la salud derivado del trabajo en PVD. A la hora de elaborar dichas recomendaciones, nos centramos especialmente en adecuarlas a los ítems incumplidos documentados por los trabajadores encuestados, especialmente, haciendo hincapié en aquellos con un alto porcentaje de usuarios afectados. Para la redacción de los mismos consultamos diferentes fuentes bibliográficas, teniendo como columna vertebral de referencia la Guía técnica para la evaluación y prevención de los riesgos relativos a la utilización de equipos con pantallas de visualización del INSST.

6. Resultados y discusión

Tras la realización del cuestionario "Identificación de usuarios de PVD" se ha determinado que los 17 trabajadores del estudio, que forman parte del colectivo de profesionales médicos del servicio de Urgencias hospitalarias del Hospital Clínico Universitario Virgen de la Arrixaca de la Región de Murcia, reúnen las condiciones para ser considerados usuarios de pantalla de visualización de datos.

Los diecisiete facultativos considerados usuarios considerados usuarios de pantallas de visualización de datos presentan las siguientes características:

- *TABLA 7: Características de la muestra estudiada.*

VARIABLE		n	%
Sexo	Varón	6	35,29%
	Mujer	11	64,7%
Edad	25 a 40 años	10	58,82%
	41 a 50 años	5	29,41%

	51 a 60 años	2	11,76%
	MIR 1º año - MIR 2º año	5	29,41%
Nivel de responsabilidad	MIR 3º año - MIR 4º año	7	41,17%
	Adjunto	5	29,41%

*MIR: Médico Interno Residente.

A continuación, se presentan los resultados tabulados para cada uno de los trabajadores usuarios de PVD. Para simplificar su presentación, se incluye una tabla resumen que muestra el número de ítems y usuarios encuestados, para cada uno de los tres apartados: a) equipo de trabajo (informático y mobiliario), b) entorno de trabajo (programas de ordenador) y c) organización y gestión de trabajo. Los ítems incumplidos se destacan en color verde oscuro.

- *TABLA 8: Resultados Test de evaluación de puestos con PVD (incluido en la Guía técnica del INSHT).*

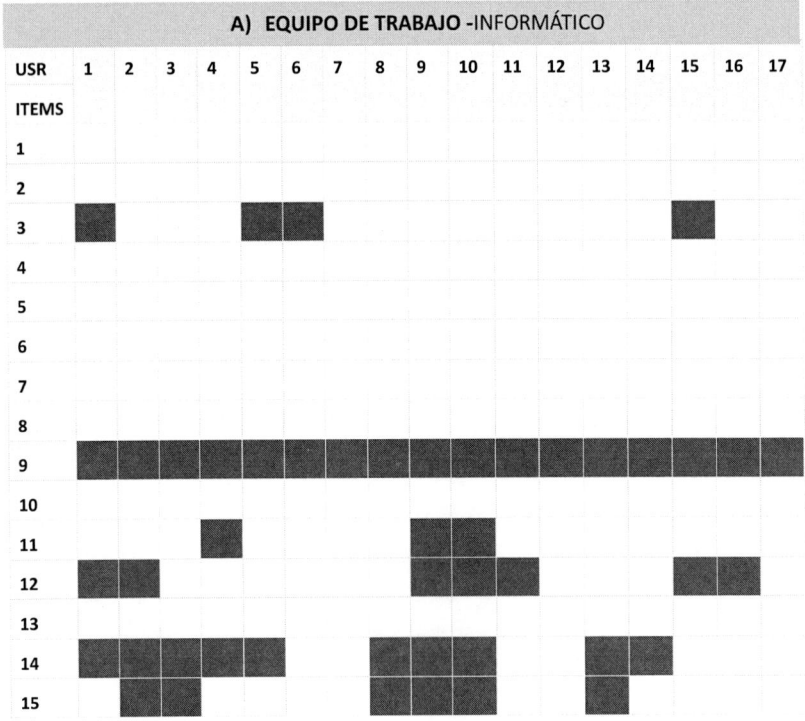

28

16
17
18
19
20
21
22
23
24
25

La casilla sombreada en verde corresponde a un ítem que no se cumple.

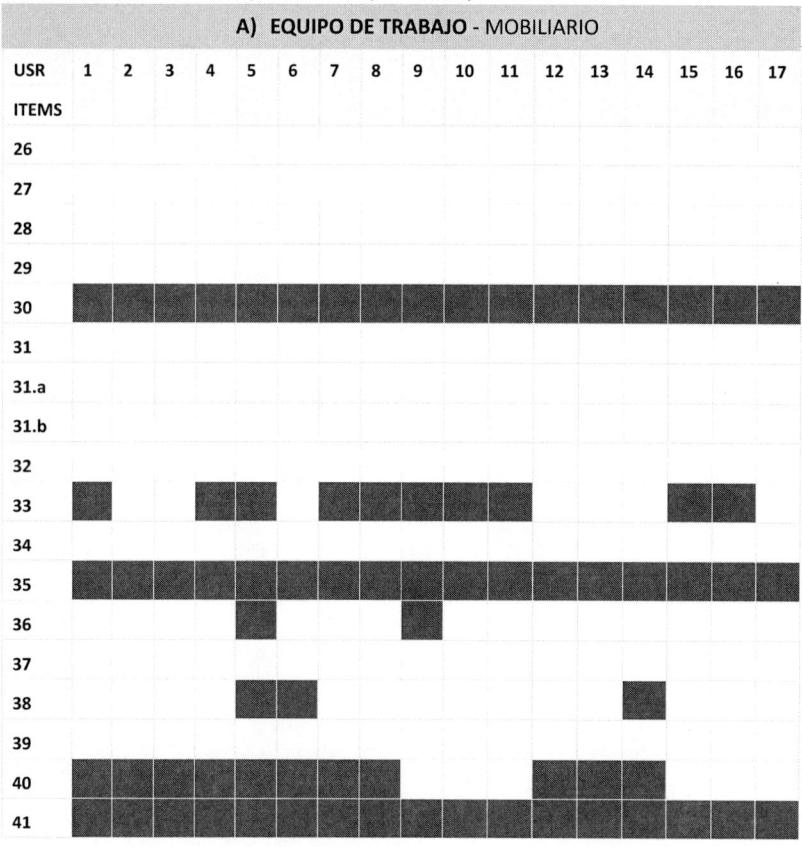

A) **EQUIPO DE TRABAJO** - MOBILIARIO

	1	2	3	4	5	6	7	8	9	10	11	12	13	14	15	16	17
42					■	■				■							
43																	

La casilla sombreada en verde corresponde a un ítem que no se cumple.

B) ENTORNO DE TRABAJO																	
USR	1	2	3	4	5	6	7	8	9	10	11	12	13	14	15	16	17
ITEMS																	
44																	
45	■	■	■	■	■	■	■	■	■		■	■	■	■	■	■	■
46																	
47.a			■				■	■									
47.b								■									
47.c																	
47.d																	
48		■	■	■	■	■	■										
49		■	■	■	■												
50		■	■	■													
51	■	■	■	■	■	■	■	■	■	■	■	■	■	■	■	■	■
52.a																	
52.b																	
52.c	■	■	■	■	■	■	■	■	■	■	■	■	■	■	■	■	■
52.d	■	■	■	■	■	■	■	■	■	■	■	■	■	■	■	■	■
53				■									■				
54																	
55			■	■	■						■	■			■	■	

La casilla sombreada en verde corresponde a un ítem que no se cumple.

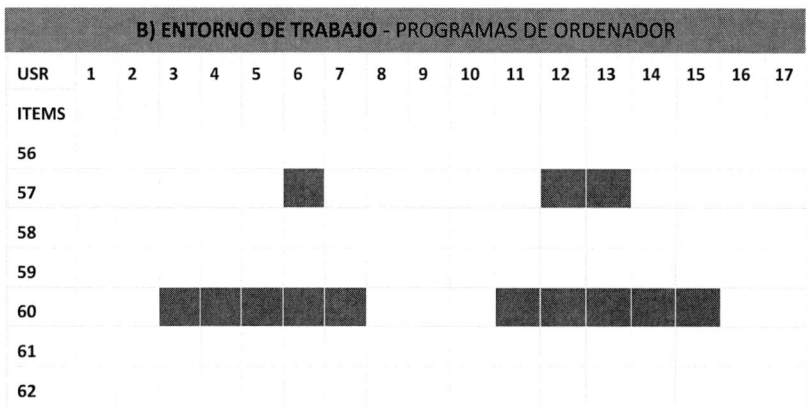

* La casilla sombreada en verde corresponde a un ítem que no se cumple.

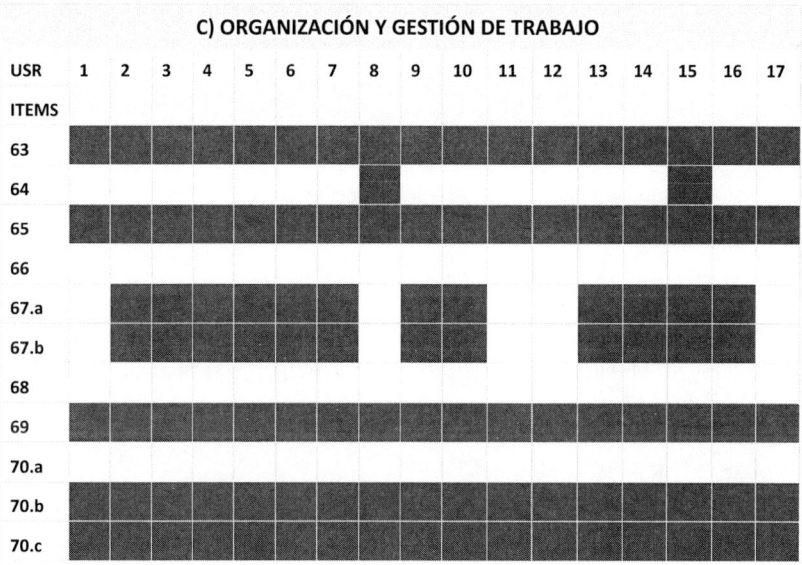

* La casilla sombreada en verde corresponde a un ítem que no se cumple.

Después de un análisis detallado de los resultados obtenidos en las encuestas a los trabajadores del servicio de Urgencias hospitalarias con relación al uso de PVD, se pueden observar una serie de ítems que incumplen el RD 488/1997, así como otros que incumplen una serie de normas o recomendaciones.

Existen un total de 81 ítems (o 70 ítems si no se tiene en cuenta el desdoblamiento de los ítems número 31, 47, 52 67 y 70) que se analizan en la valoración de los trabajadores usuarios de PVD. En el presente estudio, según las respuestas de los trabajadores encuestados, se incumplen 35 ítems, es decir, un 43,21% del total.

Estos ítems incumplidos son los siguientes:

- *TABLA 9: Ítems que incumplen el RD 488/1997.*

ÍTEMS QUE INCUMPLEN EL RD 488/1997	n	%
	n total: 17	
Ítem 3: ¿Se ven con igual nitidez en todas las zonas?	4	23,53%
Ítem 11: ¿Puede regular fácilmente la inclinación y el giro de su pantalla?	3	17,65%
Ítem 12: ¿Puede regular la altura de su pantalla?	7	41,18%
Ítem 14: ¿El teclado es independiente de la pantalla?	10	58,82%
Ítem 15: ¿Puede regular la inclinación de su teclado?	6	35,29%
Ítem 33: ¿Su silla de trabajo le permite una posición estable?	10	11.76%
Ítem 35: ¿El diseño de la silla le parece adecuado y confortable?	17	100%
Ítem 40: ¿Es regulable la altura del asiento?	11	64,7%
Ítem 41: ¿El respaldo es reclinable y su altura regulable?	17	100%
Ítem 42: ¿Dispone de reposapiés? (en el caso de necesitarlo)	3	17,65%
Ítem 45: ¿La luz disponible le resulta suficiente para leer sin dificultad los documentos?	15	88,23%
Ítem 47.a): ¿Alguna luminaria u otro elemento le provoca reflejos molestos en la pantalla?	4	23,53%
Ítem 47.b): ¿En el teclado?	2	11,76%
Ítem48: ¿Le molesta en la vista alguna luminaria u otro objeto brillante, situado frente a Vd.?	7	41,18%
Ítem 49: ¿Dispone de persianas, cortinas o "estores"?	5	29,41%
Ítem 55: ¿Nota Vd. habitualmente sequedad en el ambiente?	7	41,18%
Ítem 57: ¿Considera que los programas que emplea son fáciles de utilizar?	3	17,65%

Ítem 67.b): En caso contrario, ¿realiza cambios de actividad o pausas reglamentadas...?	12	70,59%
Ítem 69: ¿Le ha proporcionado la empresa información de cómo utilizar el equipo de trabajo?	17	100%
Ítem 70.b): ¿La vigilancia de la salud tiene en cuenta los problemas musculoesqueléticos?	17	100%
Ítem 70.c): ¿La vigilancia de la salud tiene en cuenta la fatiga mental?	17	100%

- *TABLA 10: Ítems que incumplen otras normas o recomendaciones.*

ÍTEMS QUE INCUMPLEN OTRAS NORMAS O RECOMENDACIONES	n n total: 17	%
Ítem 9: ¿Puede elegir entre polaridad positiva o negativa de la pantalla?	17	100%
Ítem 30: ¿Puede ajustar la altura de la mesa?	17	100%
Ítem 36: ¿Puede apoyar la espalda completamente en el respaldo...?	2	11,76%
Ítem 38: ¿El asiento está recubierto de un material transpirable?	3	17,65%
Ítem 50: ¿Está orientado su puesto correctamente respecto a las ventanas?	5	29,41%
Ítem 51: ¿El nivel de ruido ambiental le dificulta la comunicación o la atención?	17	100%
Ítem 52.c): ¿Lo son las conversaciones de otras personas?	17	100%
Ítem 52.d): Otras fuentes de ruido (teléfono, etc.)	17	100%
Ítem 53: ¿Durante muchos días al año le resulta desagradable la temperatura en el trabajo?	3	17,65%
Ítem 60: ¿El programa le facilita la corrección de errores y sugiere alternativas?	10	58,82%
Ítem 63: ¿Se encuentra sometido habitualmente a una presión de tiempo excesiva al realizar su tarea?	17	100%
Ítem 64: ¿La repetitividad de la tarea le provoca aburrimiento e insatisfacción?	2	11,76%
Ítem 65: ¿El trabajo que realiza habitualmente le produce fatiga mental, visual o postural?	17	100%

Ítem 67.a): ¿Puede seguir su propio ritmo de trabajo y hacer pausas a voluntad...?	12	70,59%

De todos estos ítems, hay algunos cuyo incumplimiento es puntual por parte de varios trabajadores, como es el caso del *ítem 36* sobre el apoyo en el respaldo de la silla o el *ítem 64* sobre la repetitividad de la tarea; sin embargo, existen un gran número de los ítems incumplidos que afectan a un alto porcentaje de los usuarios encuestados.

A continuación, clasificamos los ítems incumplidos en tres gráficas en función del porcentaje de usuarios afectados: aquellos ítems que hayan sido marcados por <33 % de trabajadores, aquellos ítems marcados entre el 33 al 66% de los trabajadores y aquellos ítems seleccionados por >66% de trabajadores encuestados.

A su vez, en dichas gráficas diferenciaremos por colores las distintas dimensiones del cuestionario: equipo de trabajo (color azul) espacio de trabajo (color gris) y organización y gestión de trabajo (color amarillo), con el objetivo de que su análisis sea más visual.

- *GRÁFICA 1. Ítems incumplidos que afectan a <33% de usuarios.*

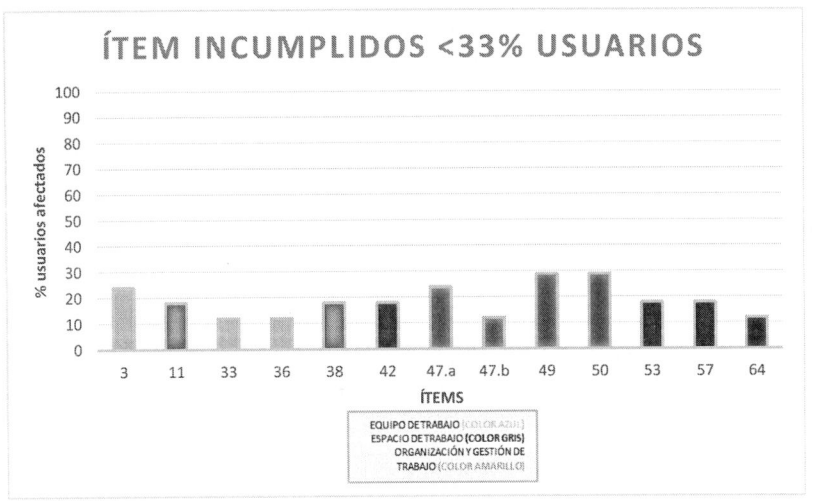

Los ítems en los que se evidenciaron un mayor nivel de incumplimiento fueron el *ítem 49* relacionado con la disponibilidad de persianas o estores y el *ítem 50* relacionado con la orientación correcta del puesto de trabajo en relación con las ventanas.

- **GRÁFICA 2:** *Ítems incumplidos que afectan al 33-66% de usuarios.*

Los ítems en los que se evidenciaron un mayor nivel de incumplimiento fueron el *ítem 14*

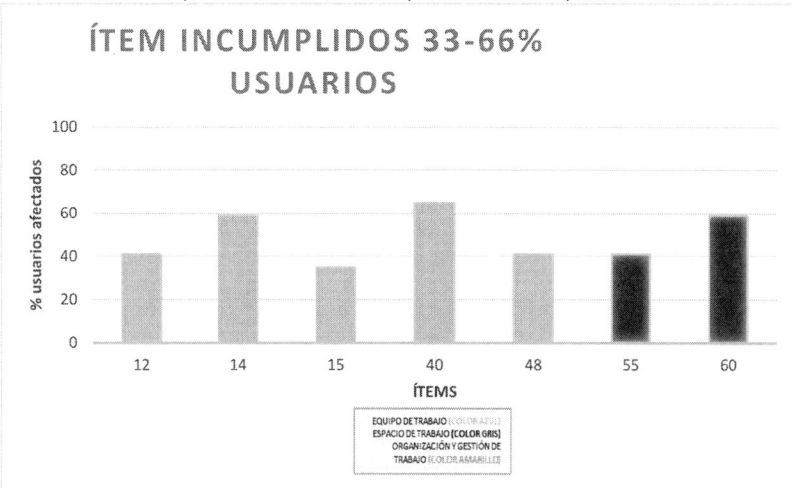

relacionado con la independencia del teclado a la pantalla y el *ítem 40* relativo a la posibilidad de regular la altura del asiento.

- **GRÁFICA 3:** *Ítems incumplidos que afectan a >66% de usuarios.*

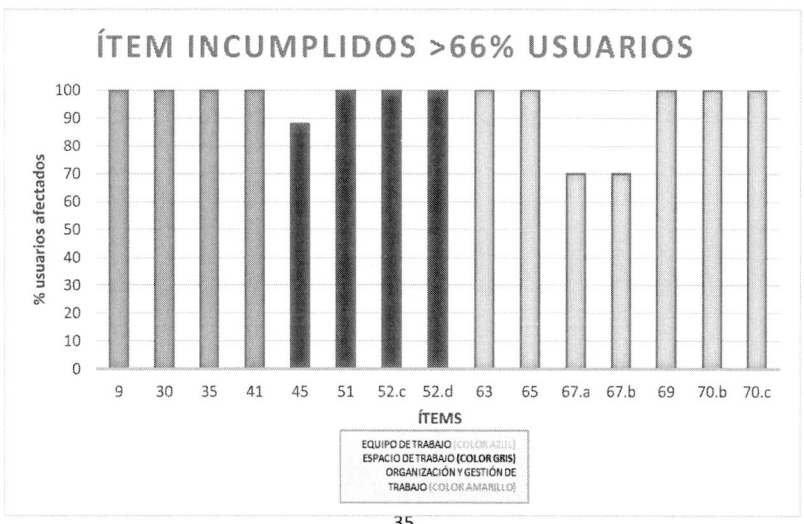

35

Si analizamos la gráfica previa "Ítems incumplidos >66% trabajadores", resulta llamativo como, aproximadamente, la mitad de los ítems (15 ítems/35 ítems totales), es decir, un 43% del total de los ítems incumplidos, afectan a casi la totalidad de los usuarios encuestados.

Estos ítems incumplidos en los que existe unanimidad por parte del 100% de los usuarios afectados se tendrán muy presentes a la hora de la elaboración de las recomendaciones, ya que se trata de ítems que afectan a la totalidad de los trabajadores encuestados y están relacionados con las siguientes disposiciones mínimas:

- *TABLA11: Ítems incumplidos que afectan al 100% de usuarios encuestados y su clasificación en función de la disposición mínima dentro de la que se engloban.*

EQUIPO DE TRABAJO	ENTORNO DE TRABAJO	ORGANIZACIÓN Y GESTIÓN
4/35 ítems	3/35 ítems	5/35 ítems
Pantalla - Ítem 9: La posibilidad de elegir entre polaridad positiva o negativa de la pantalla.	**Ruido** -Ítem 51: El nivel de ruido ambiental existente le dificulta la comunicación o la atención en su trabajo. - Ítem 52.c: Las principales fuentes de ruido que le perturban son las conversaciones de otras personas. - Ítem 52.d: Las principales fuentes de ruido que le perturban son otras fuentes de ruido (teléfono, etc.).	**Organización del trabajo** - Ítem 63: Se encuentra sometido habitualmente a una presión excesiva de tiempos en la realización de su tarea. -Ítem 65: El trabajo que realiza habitualmente, le produce situaciones de sobrecarga y de fatiga mental, visual o postural.
Mesa - Ítem 30: La posibilidad de ajustar la altura de la mesa con arreglo a las necesidades individuales.		**Formación** -Ítem 69: Le ha proporcionado la empresa información sobre la forma de utilizar correctamente el equipo y mobiliario existente en su puesto de trabajo.
Silla - Ítem 35: El diseño de la silla le parece adecuado para permitirle una libertad de movimientos y una postura confortable. -Ítem 41: El respaldo es reclinable y su altura regulable.		**Reconocimientos médicos** -Ítem 70.b: La vigilancia de la salud proporcionada por la empresa incluye reconocimientos médicos periódicos donde se tienen en cuenta: los

problemas musculoesqueléticos.

- Ítem 70.c: La vigilancia de la salud proporcionada por la empresa incluye reconocimientos médicos periódicos donde se tienen en cuenta: la fatiga mental.

En las siguientes gráficas, con el objetivo de analizar de forma visual aquellos factores de riesgo que pueden desembocar en el desarrollo de patologías psicofísicas asociadas a la utilización de PVD, distribuimos los ítems incumplidos anteriormente en tres grandes apartados:

- Ítems de **etiología visual**.
- Ítems de **etiología musculoesquelética**.
- Ítems de **etiología mental**.

- **GRÁFICA 4:** *Ítems de etiología visual y % de incumplimiento.*

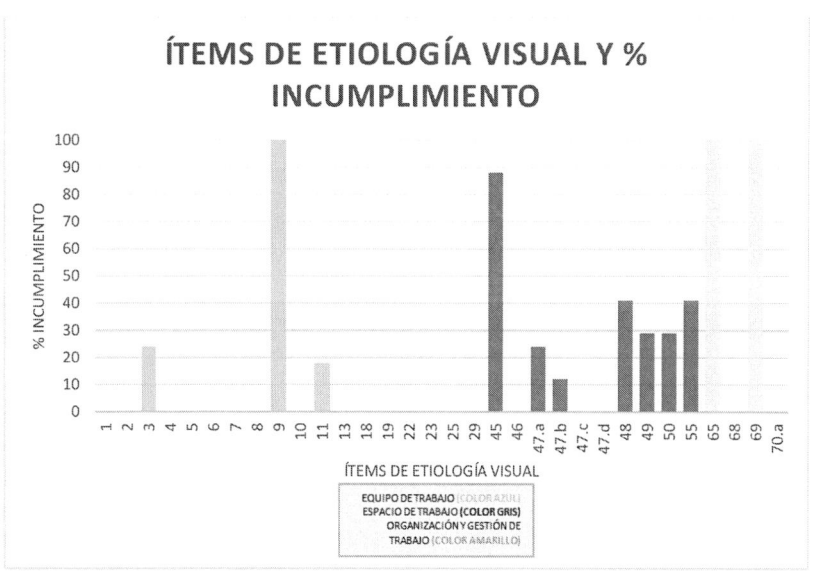

- Ítems de **etiología visual**: 12 ítems incumplidos/ 32 ítems visuales (37.5%).

Los ítems de etiología visual en los que se evidenciaron un mayor nivel de incumplimiento fueron: el *ítem 9* relacionado con la imposibilidad de determinar la polaridad de la pantalla, el *ítem 65* relativo a la capacidad del trabajo de provocar fatiga visual, así como el *ítem 69* referente a la falta de formación de la empresa sobre cómo utilizar adecuadamente el equipo.

- *GRÁFICA 5: Ítems de etiología musculoesquelética y % de incumplimiento.*

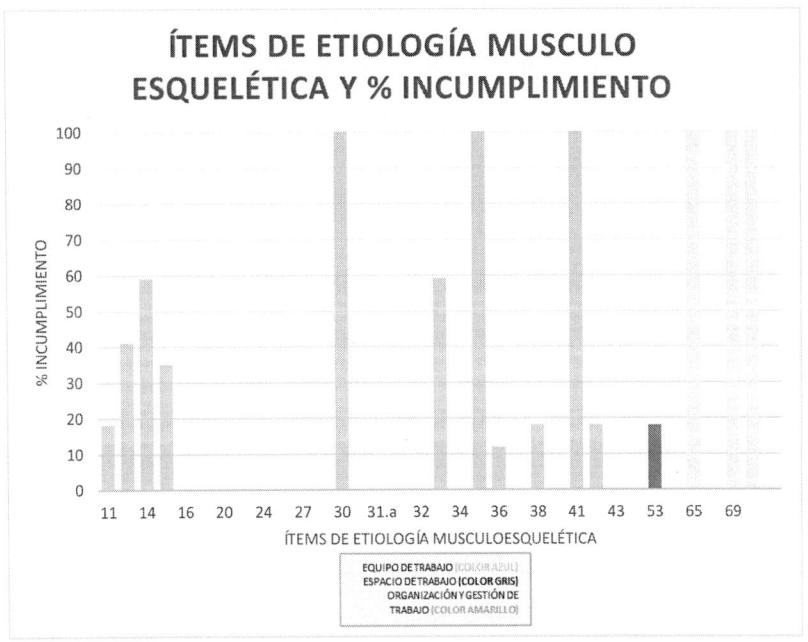

- Ítems de **etiología musculoesquelética**: 15 ítems incumplidos/ 35 ítems musculoesqueléticos (42.8%).

Los ítems de etiología musculoesquelética en los que se evidenciaron un mayor nivel de incumplimiento fueron: los *ítems 30, 33, 35* relacionados con la silla y su imposibilidad para regular la altura, conseguir una posición estable, la incomodidad de esta y la ausencia de respaldo reclinable. También destacaron el *ítem 65* relativo a la capacidad del trabajo de provocar fatiga visual, el *ítem 69* referente a la falta de formación de la empresa sobre cómo utilizar adecuadamente el equipo, así como el *ítem 70.b* sobre la falta de vigilancia de la salud en cuanto a problemas musculoesqueléticos.

- *GRÁFICA 6: Ítems de etiología mental y % de incumplimiento.*

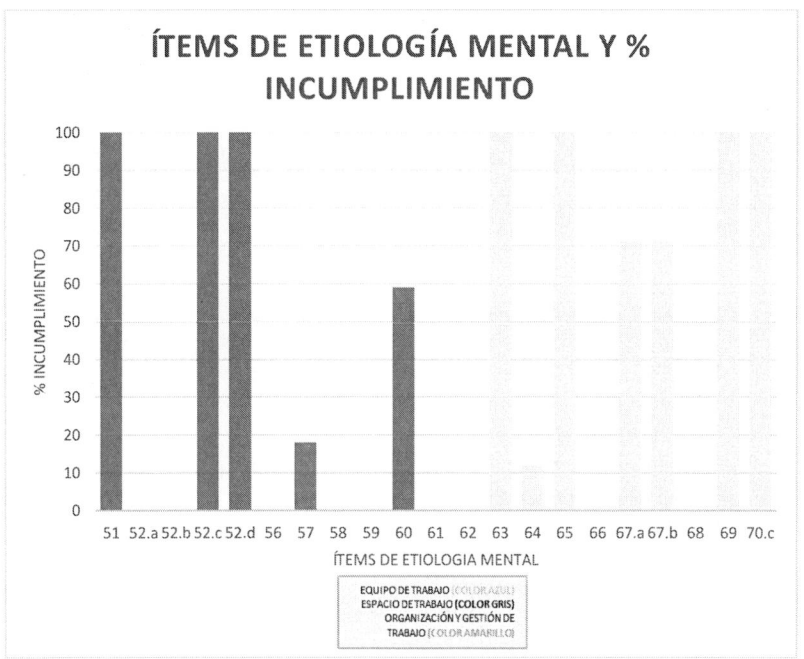

- Ítems de **etiología mental**: 12 ítems incumplidos/ 21 ítems mentales (57.14%).

Los ítems de etiología mental en los que se evidenciaron un mayor nivel de incumplimiento fueron el *ítem 9* relacionado con la imposibilidad de determinar la polaridad de la pantalla, el *ítem 65* relativo a la capacidad del trabajo de provocar fatiga visual, así como el *ítem 69* referente a la falta de formación de la empresa sobre cómo utilizar adecuadamente el equipo.

Esto es importante tenerlo en cuenta a la hora de implementar medidas correctoras y recomendaciones para abordarlos y minimizar el riesgo de desarrollo de patologías relacionadas con los mismos.

A partir del total de los ítems identificados como "incumplidos" por parte o el total de los usuarios encuestados, se pueden extraer las siguientes conclusiones:

- Aunque la altura de las mesas y monitores no es ajustable, existen elementos que elevan las pantallas, por lo que no se considera una incidencia a corregir a corto plazo *(Ítem 30).*

- El asiento no es ergonómico, lo que dificulta la movilidad del usuario de una tarea a otra y favorece la torsión del tronco. Además, no es regulable su altura ni el respaldo es reclinable No está recubierto de un material transpirable *(Ítems 33, 35, 36, 38, 40, 41).*

- La altura de la pantalla es inadecuada, con escasa posibilidad de regularla ni de determinar la polaridad *(Ítems 9, 11, 12).*

- El teclado es grueso y dependiente de la pantalla, sin posibilidad de regularlo *(Ítems 14, 15).*

- No existe reposapiés *(Ítem 42).*

- Existe una elevada dificultad de concentración por el ruido existente en el entorno del puesto de trabajo. Según los trabajadores, el nivel de ruido es alto *(Ítems 51, 52.c, 52.d). Esto* se debe a una suma de factores como son:
  - las conversaciones entre el personal y los pacientes o con otros compañeros, ya que Urgencias es un trabajo multidisciplinar en el que la relación entre los diferentes profesionales de la salud debe ser estrecha y constante (médicos, enfermería, auxiliares, celadores...etc.).
  - la alta ocupación de las urgencias, lo que eleva el ruido ambiente.
  - la presencia de dispositivos de urgencias (monitores, alarmas, etc.).
  - un mal aislamiento de los boxes.

- Se aprecia disconfort térmico. La temperatura y la humedad ambiental no son adecuadas para el tipo de trabajo durante muchos días al año *(Ítems 53 y 55).*

- Una Iluminación deficiente, así como la presencia de reflejos en diferentes superficies *(Ítems 45, 47.a, 47.b, 48, 49 y 50).*

- La gestión del tiempo es un reto en Urgencias. La presión asistencial de un servicio de Urgencias es muy elevada debido a la alta demanda de pacientes que existe, lo que se traduce en una presión de tiempo a menudo excesiva. Si a esto le sumamos el concepto de "patología urgente", una patología, en la que, en algunos casos, el tiempo es crítico, hace difícil el establecer pausas voluntarias y periodos de descanso *(Ítems 63, 67.b).*

- La escasa formación del uso del equipo de trabajo y programas informáticos, con una dificultad media-alta *(Ítems 57, 60, 69).*

- La fatiga musculoesquelética es habitual ya que se trata de un trabajo con una jornada laboral larga, en la que se alternan largos periodos trabajando en el ordenador con otros más dinámicos, en los que hay que movilizar al paciente, realizar maniobras terapéuticas, asistir una emergencia, entre otras.

- La fatiga mental es un denominador común en este colectivo y su abordaje supone todo un reto. Se trata de un trabajo mentalmente muy exigente. No es monótono ni repetitivo, ya que cada paciente precisa un manejo diagnostico-terapéutico individualizado. Se trabajan turnos de hasta 24 horas seguidas, con interrupción de los ciclos normales de sueño. El nivel de estrés y exigencia psicofísica es muy elevado.

- Los reconocimientos médicos suelen estar conformados por: electrocardiograma, analítica, serología y examen de la vista. Es menos frecuente la valoración de patologías relacionadas con trastornos musculoesqueléticos y fatiga mental *(Ítems 64, 65, 68, 70.b, 70.c)*.

El uso de pantallas de visualización directa por parte de médicos en servicios de Urgencias es bastante prevalente y relevante [9] [13]. Estas pantallas suelen utilizarse para acceder rápidamente a la información clínica de los pacientes, como historias médicas, resultados de pruebas diagnósticas, imágenes médicas y otros datos relevantes para la atención inmediata, así como para facilitar una coordinación multidisciplinaria eficaz con el resto del personal del hospital. Es fundamental tener en cuenta su implementación y funcionalidad para garantizar una atención médica efectiva, rápida y de alta calidad en situaciones críticas de emergencia [3] [14].

Sin embargo, especialmente, si la ergonomía relacionada con las mismas no es la correcta. Según datos del INE, en 2023 las bajas médicas por contingencias comunes aumentaron un 33%, lo que resulta alarmante, especialmente al compararlo con los datos de la era pandémica. La mayoría de estas bajas se deben a diagnósticos como lumbalgia, tendinitis, esguinces o artrosis. Sin embargo, hay un aspecto particularmente preocupante: las bajas laborales por salud mental alcanzaron un récord histórico de 597.686 en 2023. Estas incapacidades temporales están relacionadas con trastornos mentales y del comportamiento, según información del Ministerio de Inclusión, Seguridad Social y Migraciones [27].

Los trastornos musculoesqueléticos, como el síndrome del túnel carpiano y las lesiones en la espalda, son causas frecuentes de bajas por contingencias comunes. Estos problemas a menudo están relacionados con la ergonomía laboral y la falta de medidas preventivas para proteger la salud física de los empleados [18] [19].

Muchos problemas visuales están relacionados con las limitaciones actuales de las pantallas de visualización y/o el uso incorrecto de las mismas. La presencia de reflejos y parpadeos molestos, junto con una pobre definición de la imagen, puede resultar en un rápido aumento de la fatiga visual, especialmente cuando la tarea implica la lectura frecuente de textos en la pantalla [17]. En los últimos años, se han producido grandes avances en la fabricación de monitores de pantalla de visualización. Sin embargo, la calidad obtenida en la representación de textos e imágenes en las pantallas más comunes sigue siendo inferior a la que se logra en el papel impreso. Esta baja definición de la imagen, junto con la presencia de reflejos y parpadeos en las pantallas, provoca fatiga visual con mayor rapidez que la lectura en papel. Si la pantalla no es de buena calidad, estos problemas se agravan rápidamente. Además, un sistema de iluminación mal acondicionado puede causar deslumbramientos al operador y reflejos molestos en la pantalla, la mesa u otras superficies reflectantes del entorno. Esto contribuye al aumento de la fatiga visual y a la aparición de molestias oculares en los usuarios [7] [15].

El estrés laboral también es una causa significativa de bajas por contingencias comunes en España, afectando directamente a la salud mental, muchas veces ignorada. Las demandas excesivas, la presión constante y la falta de equilibrio entre el trabajo y la vida personal pueden contribuir al desarrollo de problemas de salud mental y física. El estrés laboral no solo afecta el bienestar individual de los empleados, sino que también tiene un impacto en la productividad y el ambiente general del lugar de trabajo [4] [26].

Es esencial que las organizaciones proporcionen no solo herramientas tecnológicas eficientes y bien diseñadas, sino también prácticas laborales que fomenten un ambiente de trabajo saludable y menos estresante. Esto no solo mejorará el rendimiento de los empleados, sino que también contribuirá a su satisfacción y bienestar general [5].

El entorno de urgencias hospitalarias es altamente dinámico y estresante, lo que plantea desafíos significativos para la salud y el bienestar de los trabajadores. El uso intensivo de pantallas de visualización representa un riesgo ergonómico significativo debido a estas condiciones y demandas del entorno de trabajo [7] [13]. Un análisis ergonómico exhaustivo y la gestión adecuada de los riesgos ergonómicos asociados al uso de PVD en el entorno de urgencias hospitalarias ayuda a identificar y mitigar los riesgos asociados con este entorno, mejorando la eficiencia, seguridad y bienestar del personal. Esto no sólo es crucial para proteger la salud y el bienestar del personal médico, sino que también contribuye a una atención más segura y efectiva para los pacientes en situaciones críticas [26].

Un buen diseño ergonómico en un servicio de Urgencias proporciona:

✓ Mejora la eficiencia: un entorno ergonómico permite al personal realizar sus tareas con mayor rapidez y menos esfuerzo, lo que es esencial en situaciones de emergencia.

✓ Reduce el estrés y la fatiga: un entorno de trabajo diseñado ergonómicamente ayuda a reducir el estrés físico y mental, mejorando el bienestar general del personal.

✓ Mejora la calidad de la atención: un personal menos fatigado y más cómodo puede brindar una atención de mayor calidad, reduciendo el riesgo de errores médicos.

Los médicos de urgencias enfrentan un entorno de trabajo extremadamente exigente, caracterizado por la alta presión, las largas jornadas laborales y la necesidad de tomar decisiones rápidas y precisas. La importancia de preservar la salud psicofísica [24] en este colectivo profesional radica en:

✓ Rendimiento profesional:

- Toma de decisiones: un médico de urgencias debe tomar decisiones rápidas y acertadas en situaciones críticas. La fatiga mental y el estrés pueden disminuir su capacidad cognitiva, afectando la precisión y la rapidez en la toma de decisiones.

- Habilidades motoras: la fatiga física puede afectar las habilidades motoras finas necesarias para procedimientos médicos, aumentando el riesgo de errores durante intervenciones críticas.

✓ Seguridad del paciente:

- Reducción de errores médicos: mantener una buena salud psicofísica ayuda a reducir la probabilidad de errores médicos, que pueden tener consecuencias graves para los pacientes.

- Calidad de atención: los médicos en buen estado físico y mental pueden proporcionar una atención más empática y cuidadosa, mejorando la experiencia y los resultados para los pacientes.

✓ Bienestar personal:

- Prevención del burnout: el burnout es un síndrome de agotamiento emocional, despersonalización y disminución de la realización personal. Es común en profesiones altamente estresantes como la medicina de urgencias. Preservar la salud psicofísica es clave para prevenir el burnout.

- Salud mental: la exposición continua al estrés y a situaciones traumáticas puede llevar a trastornos de ansiedad, depresión y estrés postraumático. El autocuidado y las estrategias de manejo del estrés son esenciales para mantener la salud mental.

✓ Longevidad profesional:

- Sostenibilidad en la carrera: los médicos que cuidan de su salud psicofísica pueden mantener su rendimiento y satisfacción profesional a lo largo de una carrera prolongada, evitando el desgaste prematuro.

- Balance vida-trabajo: un buen estado de salud psicofísica permite a los médicos equilibrar mejor su vida laboral con la personal, promoviendo una mayor satisfacción y felicidad general.

Por todo ello, es fundamental reunir a empresarios, comités de salud laboral y trabajadores para avanzar en el desarrollo de diseños ergonómicos que reduzcan los problemas estudiados, como los visuales, mentales y musculoesqueléticos.

Para abordar estas causas, las empresas deberán realizar evaluaciones ergonómicas en sus lugares de trabajo y efectuar los ajustes necesarios para garantizar que los empleados trabajen en condiciones que no pongan en riesgo su salud física [4].

Implementar políticas que fomenten el uso correcto de equipos, la rotación de tareas y la promoción de descansos activos resultarán medidas clave para prevenir los trastornos musculoesqueléticos, así como otras políticas que promuevan un equilibrio saludable entre el trabajo y la vida personal, ofreciendo programas de apoyo emocional y proporcionando recursos para la gestión del estrés, fomentando una cultura organizacional que valore la salud mental y ofrezca recursos para el manejo del estrés, lo que desembocará y ayudará a prevenir bajas por este motivo [31] [32].

Es importante entender que esto implica una inversión y no un gasto, ya que tendrá un impacto directo en la mejora del ambiente laboral y, consecuentemente, en la reducción de las bajas laborales [33].

7. Conclusiones

El Servicio de Urgencias de un hospital es un entorno extremadamente dinámico y estresante, donde la toma rápida de decisiones y la eficiencia son fundamentales para la atención de los pacientes. El uso de PVD (Pantallas de Visualización de Datos) es una parte integral del trabajo de los médicos en este entorno.

➢ Los resultados evidencian la necesidad de vigilar y mejorar en el servicio de urgencias la aplicación de las normas y recomendaciones establecidas en la legislación nacional y europea en materia de trabajo con PVD.

➢ Dentro de las prioridades en materia de prevención de riesgos derivados del uso de PVD en el servicio de urgencias destacan la necesidad de intervenir sobre los aspectos relacionados con el riesgo para la salud mental, riesgo musculoesquelético y riesgo de fatiga visual.

Después de evaluar los riesgos en los puestos de trabajo de usuarios de PVD se han identificado varias deficiencias. Estas incluyen problemas en el diseño y la organización de los puestos, así como la falta de formación e información para los trabajadores, y la necesidad de realizar reconocimientos médicos más específicos.

Las deficiencias identificadas en la evaluación de riesgos en los puestos de trabajo representan una amenaza para la salud y el bienestar de los trabajadores. Esto se manifiesta en problemas como la fatiga visual, los trastornos musculoesqueléticos y la fatiga mental. Es fundamental que los lugares de trabajo sean cuidadosamente diseñados para asegurar condiciones seguras y saludables, permitiendo a los trabajadores recuperarse adecuadamente de la fatiga acumulada.

La implementación de principios ergonómicos puede transformar significativamente el entorno de trabajo, beneficiando tanto a trabajadores, pacientes, como también al sistema de salud en general, ya que garantiza un desempeño óptimo y sostenible en un entorno de trabajo crítico, así como una reducción del porcentaje de bajas laborales.

De los resultados obtenidos se concluye la necesidad de implantar medidas de prevención y protección que posteriormente deberán ser verificadas para valorar la eficacia de las medidas adoptadas. A continuación, se indican dichas medidas:

- *TABLA 11: Recomendaciones y medidas ergonómicas* [6][7][11][33]:

PUESTO	Colectivo médico del servicio de Urgencias hospitalarias		
Elementos	Deficiencias ergonómicas	Riesgo	Recomendaciones
Mesa	Imposibilidad de ajustar la altura de la	TME.	- Sustituirlas por otras mesas que sean ajustables en altura. - En los trabajos de oficina se recomienda una superficie mínima de 160 x 80 cm.

PUESTO	Colectivo médico del servicio de Urgencias hospitalarias		
Elementos	**Deficiencias ergonómicas**	**Riesgo**	**Recomendaciones**
	mesa.		- La mesa debe ser de acabado claro y mate con bordes redondeados. *Imagen 7: Mesa con medidas ergonómicas.*
Silla	Asiento no ergonómico.	TME.	- Sustituir el asiento por otro ergonómico (giratorio, con cinco apoyos y ruedas). - La altura y la inclinación del respaldo deben ser regulables. *Imagen 8: Silla ergonómica.*
Pantalla	No posibilidad de elección de la polaridad de la pantalla. Reflejos.	Fatiga visual.	- La polaridad negativa reduce el parpadeo de la pantalla y mejora la legibilidad del texto para personas con menor agudeza visual. - La polaridad positiva minimiza los reflejos en la pantalla y facilita un equilibrio de luminosidad más cómodo. Es preferible éste.

PUESTO	Colectivo médico del servicio de Urgencias hospitalarias		
Elementos	Deficiencias ergonómicas	Riesgo	Recomendaciones
	Altura inadecuada.		POLARIDAD POSITIVA POLARIDAD NEGATIVA Imagen 9: Polaridad. - Cambiar las pantallas por otras con tratamiento antirreflejo. - Se recomienda situar el monitor directamente sobre el tablero de la mesa quitando el soporte sobre el que está apoyado. - Facilitar un pedestal para elevar la altura de la pantalla.
Teclado	Teclado grueso, no independiente.	TME. Fatiga visual.	- Proporcionar reposamuñecas o sustituir el teclado por otro de menor grosor (máximo 3 cm. de altura en la 3ª fila). - Reemplazarlos por teclados independientes de la pantalla. 3ª FILA ≤ 3 cm Imagen 10: Características teclado. Imagen 11: Reposamuñecas.
Reposapiés		TME.	- Proporcionar un reposapiés ergonómico (regulable en altura e inclinación) que permita al usuario apoyar los pies.

PUESTO	Colectivo médico del servicio de Urgencias hospitalarias		
Elementos	Deficiencias ergonómicas	Riesgo	Recomendaciones
	Inexistencia de reposapiés.		- Tamaño mínimo de 45 cm de ancho, por 35 cm de profundidad; regulable en inclinación entre 0º y 15º y regulable en altura entre 0 y 25 cm. *Imagen 12: Reposapiés.*
Atril	Inexistencia de atril.	TME.	- Proporcionar un atril portadocumentos en las tareas de lectura de documentos y de introducción de datos en el ordenador, para aliviar la tensión muscular en la zona del cuello (evitando la excesiva flexión y giro de la cabeza) y reducir el esfuerzo de acomodación visual (colocando el documento a una altura y distancia similares a las de la pantalla). - Puede tratarse de un atril de sobremesa o un soporte incorporado al propio monitor del ordenador, de manera que, al introducir los datos, se pueda colocar el documento fuente lo más cerca posible de la pantalla del ordenador. *Imagen 13: Atril.*
Ruido	Ruido excesivo.	Fatiga mental.	- Reubicar las impresoras en otra sala o aislarlas de los puestos de trabajo con mamparas o cabinas aislantes del ruido. - Para tareas difíciles y complejas (que requieren concentración) el nivel sonoro continuo equivalente, LAeq, que soporte el usuario, no debería exceder los 55 dB(A). - Realizar un mantenimiento adecuado, y si es necesario, renovar los equipos que emiten mayor ruido (impresoras y ordenadores).

PUESTO	Colectivo médico del servicio de Urgencias hospitalarias		
Elementos	Deficiencias ergonómicas	Riesgo	Recomendaciones
			- Instalar mamparas separadoras entre los diferentes puestos para reducir el ruido que le llega a cada usuario, procedente de equipos y conversaciones. - Dotar la estancia de un sistema de aislamiento sonoro adecuado.
Iluminación	Luminosidad documentos mayor que la de la pantalla. Reflejos molestos en las pantallas. No orientación correcta de los puestos respecto a las ventanas.	Fatiga visual.	- Alinear adecuadamente los puestos de trabajo con las ventanas (manteniéndolos paralelos) y con el resto de los elementos del entorno ayuda a evitar los reflejos en las pantallas. - Se pueden utilizar cortinas o persianas, como las de lamas verticales o horizontales, para controlar la luz. - Es crucial mantener una distribución adecuada de las luminancias entre los componentes de la tarea (pantalla y documento), asegurándose de que no haya una diferencia superior a 10:1. - Comprobar que las lámparas están correctamente apantalladas. - En el área donde están ubicados los puestos con pantallas de visualización, es recomendable utilizar iluminación general ambiental. Si se emplean fuentes de luz individuales adicionales, como flexos, es importante evitar que estén cerca de las pantallas si causan deslumbramiento o reflejos molestos. - A veces, colocar un suplemento en el monitor, como una capota o visera, puede mejorar el contraste y la visualización de la pantalla al evitar la incidencia directa de la luz sobre ella. Imagen 14: Distribución adecuada.

PUESTO	Colectivo médico del servicio de Urgencias hospitalarias		
Elementos	Deficiencias ergonómicas	Riesgo	Recomendaciones
			 Imagen 15: Suplemento monitor.
Temperatura	Temperatura desagradable.	Fatiga mental. TME.	- Mejorar el aislamiento térmico del local. Ejemplo; mediante instalación de toldos, cristales termoaislantes, etc. - Modificar el sistema de climatización o reforzarlo mediante algún equipo autónomo. - La Guía Técnica de PVD, recomienda en Invierno-Trab. Sedent. 20-24ºC y Verano-Trab. Sedent. 23-26ºC. - Capacidad de regular la temperatura por parte del trabajador.
Humedad	Sequedad en el ambiente.	Fatiga visual. Fatiga mental.	- Mantener unos niveles óptimos de humedad en el lugar de trabajo, en torno al 30-70%.
Medidas organizativas	Elevado ritmo de trabajo.	Fatiga mental. TME. Fatiga visual.	- Lo ideal es que, de forma espontánea, cada trabajador tome las pausas necesarias para relajar la vista y aliviar la tensión muscular provocada por estatismo postural en las tareas de oficina. - Si no es posible esta autonomía, deben establecerse pausas planificadas o regladas, siendo más aconsejables las pausas cortas y frecuentes que las largas y escasas. - Se recomienda una pausa de 10 minutos cada 90 minutos de trabajo con la pantalla; si la tarea exige gran atención, se debería hacer una pausa de 10 minutos cada hora. - Rotación de tareas: alternar tareas que requieran el uso intensivo de pantallas con otras actividades para

PUESTO	Colectivo médico del servicio de Urgencias hospitalarias		
Elementos	**Deficiencias ergonómicas**	**Riesgo**	**Recomendaciones**
			reducir la carga ergonómica en los ojos y las extremidades superiores.
Medidas organizativ as	Deficiente formación en materia de PRL a usuarios de PVD.	Fatiga mental. TME. Fatiga visual.	- Formación específica en trabajos de oficinas. - Capacitación y concienciación. - Formación en Ergonomía: capacitar al personal médico sobre prácticas ergonómicas adecuadas, incluyendo el uso correcto de pantallas de visualización y la importancia del descanso ocular.
Medidas organizativ as	Reconocimient os médicos enfocados en los riesgos de uso de PVD	TME. Fatiga mental. Fatiga física.	- Monitoreo de la salud: realizar evaluaciones periódicas de la salud visual, musculoesquelética y mental del personal para detectar y abordar tempranamente cualquier problema ergonómico.
Medidas organizativ as	Software. No proporcionan ayudas para su utilización. Falta de información para la utilización correcta del equipo de trabajo.	Fatiga mental. TME. Fatiga visual.	- Los programas deben sustituirse por otros más fáciles de manejar, con la flexibilidad necesaria para adaptarse a usuarios con diferente grado de experiencia.
Otros	Gestión del estrés.	Fatiga mental. TME.	- Técnicas de relajación: incorporar prácticas como la meditación, el yoga y la respiración profunda en la rutina diaria. - Asesoramiento y apoyo psicológico: acceso a servicios de apoyo psicológico y asesoramiento para manejar el estrés y las experiencias traumáticas.

PUESTO	Colectivo médico del servicio de Urgencias hospitalarias		
Elementos	Deficiencias ergonómicas	Riesgo	Recomendaciones
Otros	Promoción de la Salud física.	TME. Fatiga mental .	- Ejercicio regular: fomentar la actividad física regular para mantener un buen estado de salud física. - Nutrición y descanso: promover una dieta equilibrada y asegurar suficientes horas de sueño para la recuperación física y mental.
Otros	Apoyo social.	Fatiga mental .	- Redes de apoyo: mantener conexiones fuertes con colegas, amigos y familiares para apoyo emocional. - Trabajo en equipo: fomentar un ambiente de trabajo colaborativo donde los médicos puedan apoyarse mutuamente.
Medidas organizativas	Presión excesiva de tiempos en la realización de la tarea.	Fatiga visual. Fatiga mental . TME.	- Regla 20-20-20: Cada 20 minutos, apartar la vista de la pantalla y enfocarla en un objeto distante (al menos a 20 pies, aproximadamente 6 metros) durante al menos 20 segundos. - Enfocar un objeto distante durante 10-15 segundos, luego mirar algo cercano durante 10-15 segundos. Repetir este ciclo 10 veces. - Para evitar la sequedad ocular se recomienda cerrar los ojos y parpadear con frecuencia durante el uso de estos equipos. - Para que realmente sean efectivas deben permitir desconectar de los temas de trabajo, cambiando el foco de atención. - Realizar pequeñas pausas periódicas para prevenir la fatiga visual y, si es posible, alternar el trabajo en pantalla con otras tareas que supongan menor carga visual. (ANEXO III).
Medidas organizativas	Excesivo tiempo de estatismo postural.	TME.	- Utilice de vez en cuando el mecanismo que permite inclinar hacia atrás el respaldo del asiento, para relajar la tensión de la espalda. - Realice pequeñas pausas periódicas para relajar la tensión muscular y contrarrestar el estatismo postural. - Durante dichas pausas realice movimientos que favorezcan la circulación sanguínea: estiramientos, movimientos suaves del cuello, dar algunos pasos, etc.

PUESTO	Colectivo médico del servicio de Urgencias hospitalarias		
Elementos	Deficiencias ergonómicas	Riesgo	Recomendaciones
			- Contrarreste el estatismo de su trabajo haciendo algún deporte en su tiempo libre o, en su defecto, caminando a paso ligero al menos media hora diaria. *(ANEXO III)*.
Otros	Riesgo de padecer trastornos musculoesquel éticos y síndrome del túnel carpiano por realizar la introducción de datos sin apoyar las muñecas y antebrazos.	TME.	- Coloque el teclado de forma que quede un espacio delante del mismo en la mesa que le sirva de reposamuñecas. - Habilite un espacio suficiente en la mesa para poder accionar el "ratón" apoyando el antebrazo sobre la mesa. - Utilice un modelo de "ratón" que se adapte al tamaño de su mano y cuyo diseño le permita accionarlo con comodidad.
Otros	Rotación lateral de cabeza.	TME (Riesg o de fatiga cervica l).	- Coloque el monitor frente a usted o, en todo caso, dentro de un ángulo de 120º en el plano horizontal, de manera que no necesite girar repetidamente el tronco o la cabeza para visualizarla *Imagen 16: Posición correcta.* - Use atril en caso de trabajo continuado copiando o consultando documento y pantalla.

8. Bibliografía

1. Instituto Nacional de Seguridad y Salud en el Trabajo (INSST). Trabajo con PVD: Riesgos derivados del avance de las TIC. Trabajo líquido y riesgo emergente en las sociedades de la información. 2018. [Consultado el 9 de julio de 2024]. Disponible en: https://www.insst.es/documents/94886/710902/Trabajo%20con%20PVD%20Riesgos% 20derivados%20del%20avance%20de%20las%20TIC.%20Trabajo%20l%C3%ADquido%2 0y%20riesgo%20emergente%20en%20las%20sociedades%20de%20la%20informa.pdf.

2. España. Ley 31/1995. de 8 de noviembre, de Prevención de Riesgos Laborales. Boletín Oficial del Estado. Madrid, 10 de noviembre de 1995, núm. 269, pp. 32590 a 32611. [consultado entre 25-06-24 y el 01-07-24]. Disponible online: https://www.boe.es/buscar/act.php?id=BOE-A-1995- 24292

3. España. RD 488/1997, de 14 de abril, sobre disposiciones mínimas de seguridad y salud relativas al trabajo con equipos que incluyen pantallas de visualización. *Boletín Oficial del Estado*, Madrid, 31 de enero de 1997, núm. 27, pp. 3263-3269. [consultado entre 25-03-24 y el 01-05-24]. Disponible online: (https://www.boe.es/buscar/doc.php?id=BOE-A-1997-1853)

4. Instituto Nacional de Seguridad y Salud en el Trabajo. Instrucción básica para el trabajador usuario de pantallas de visualización. [Consultado el 23 de mayo de 2024]. Disponible en: https://www.insst.es/documents/94886/96076/InstruccionBasicaParaTrabajadorUsuar ioPantallas/adc9843d-ada4-44c4-bf19-4e0e13bbcc99.

5. España. Real Decreto 487/1997, de 14 de abril, por el que se modifican determinadas disposiciones sobre seguridad y salud en el trabajo. *Boletín Oficial del Estado*, núm. 97, de 23 de abril de 1997. Disponible online: [https://www.boe.es/buscar/doc.php?id=BOE-A-1997-8671] (https://www.boe.es/buscar/doc.php?id=BOE-A-1997-8671).

6. Salud Laboral. Guía de pantallas de visualización de datos (PVD). [consultado en mayo de 2024]. Disponible en: [https://saludlaboral.org/wp-content/uploads/2017/02/guia_pvd.pdf] (https://saludlaboral.org/wp-content/uploads/2017/02/guia_pvd.pdf).

7. Instituto Nacional de Seguridad y Salud en el Trabajo (INSST). Guía técnica para la evaluación y prevención de los riesgos relativos a la utilización de equipos con pantallas de visualización. [Consultado el 9 de julio de 2024]. Disponible en: https://www.insst.es/documentacion/catalogo-de-publicaciones/guia-tecnica-para-la-evaluacion-y-prevencion-de-los-riesgos-relativos-a-la-utilizacion-de-equipos-con-pantallas-de-visualizacion.

8. QUID. Nº28, pp. 37-45, enero-junio de 2017, ISSN: 1692-343X, Medellín-Colombia. Papel de la ergonomía hospitalaria frente al manejo del paciente adulto por personal de auxiliar de enfermería.

9. University of North Carolina at Chapel Hill (UNC). Hospital ergonomics. [Consultado el 6 de mayo de 2024]. Disponible en: https://ehs.unc.edu/topics/ergonomics/hospital-ergonomics/.

10. Instituto Nacional de Seguridad y Salud en el Trabajo (INSST). Guía técnica para la evaluación y prevención de los riesgos relativos a la utilización de equipos con pantallas de visualización. [Consultado el 9 de julio de 2024]. Disponible en: https://www.insst.es/documents/94886/509319/DTE_PVD-guiaTecnica.pdf/09375e8b-1de6-4793-9d07-c06f0dc16f1c.

11. Instituto Nacional de seguridad e Higiene en el Trabajo. NTP 602. El diseño ergonómico del puesto de trabajo con pantallas de visualización: el equipo de trabajo.

12. Instituto Nacional de Seguridad y Salud en el Trabajo. Instrucción básica para el trabajador usuario de pantallas de visualización. [Consultado el 23 de mayo de 2024]. Disponible en: https://www.insst.es/documents/94886/96076/InstruccionBasicaParaTrabajadorUsuarioPantallas/adc9843d-ada4-44c4-bf19-4e0e13bbcc99

13. Mathew, J. J., Joseph, M., Britto, M., & Joseph, B. 2018. Shift work disorder and its related factors among health-care workers in a Tertiary Care Hospital in Bangalore, India. Pak. J. Med Sci. [en línea], 34, pp. 1076-1081. doi: 10.12669/pjms.345.16026.

14. Tsou, Meng-Ting. 2022. Influence of Prolonged Visual Display Terminal Use on Physical and Mental Conditions among Health Care Workers at Tertiary Hospitals, Taiwan. International Journal of Environmental Research and Public Health [en línea], 19(4), pp. 2333. Disponible en: https://www.ncbi.nlm.nih.gov/pmc/articles/PMC8998003/ [Accedido: 17 junio 2024].

15. Porcar E. Análisis de la sintomatología y los factores de riesgo asociados al uso de PVD en usuarios adultos no présbitas [tesis]. Valencia: Universidad de Valencia; 2013.

16. Comunidad Autónoma de la Región de Murcia. Fatiga visual en el trabajo con pantallas de visualización de datos. [Consultado el 9 de julio de 2024]. Disponible en: https://www.carm.es/web/servlet/integra.servlets.Blob?ARCHIVO=Fatiga%20Visual.pdf&TABLA=ARCHIVOS&CAMPOCLAVE=IDARCHIVO&CAMPOIMAGEN=ARCHIVO&IDTIPO=60&VALORCLAVE=119577.

17. Lurati A.R. Computer Vision Syndrome: Implications for the Occupational Health Nurse. Work. Health Saf. 2017; 66:56–60. doi: 10.1177/2165079917731790.

18. Work-Related Musculoskeletal Disorders among Hospital Workers. 2020. OSHWiki [en línea]. Publicado el 13 de agosto de 2020. Recuperado el 25 de octubre de 2021. [Accedido: 2 diciembre 2021]. Disponible en: http://oshwiki.eu/index.php?title=Work-related_musculoskeletal_disorders_among_hospital_workers&oldid=252410.

19. EU-OSHA.Musculoskeletaldisorders. [Consultado el 16 de mayo de 2024]. Disponible en: https://osha.europa.eu/es/themes/musculoskeletal-disorders.

20. European Agency for Safety and Health at Work (EU-OSHA). Musculoskeletal disorders. [Consultado el 5 de junio de 2024]. Disponible en: https://osha.europa.eu/es/themes/musculoskeletal-disorders.

21. Polan M, Vuelta Y, Galian I, Lloret R. Trastornos musculo esqueléticos en el personal del servicio de lavandería del Hospital Universitario Virgen de la Arrixaca (Murcia). Revista Enfermería del Trabajo. 2013; 3(3): 100-106.

22. Conselleria de Sanitat Universal i Salut Pública. Pantallas de visualización y embarazo. [Consultado el 9 de julio de 2024]. Disponible en: https://sagunto.san.gva.es/documents/d/sagunto/e11-pantallas-de-visualizacion-y-embarazo.

23. Salud Laboral. Pantallas de visualización de datos (PVD). Portal Preventivo. [Consultado el 12 de junio de 2024]. Disponible en: https://saludlaboral.org/portal-preventivo/riesgos-laborales/riesgos-relacionados-con-la-hergonomia/pantallas-visualizacion-de-datos-pvd/.

24. Sociedad Española de Medicina y Seguridad en el Trabajo (SEMST). Guía de Medicina del Trabajo. 2021. [Consultado el 9 de julio de 2024]. Disponible en: https://semst.org/wp-content/uploads/2021/07/Guia-Medicina-trabajo-VF.pdf.

25. Liu, H., Liu, J., Chen, M., Tan, X., Zheng, T., Kang, Z., Gao, L., Jiao, M., Ning, N., Liang, L., et al. 2019. Sleep problems of healthcare workers in tertiary hospital and influencing factors identified through a multilevel analysis: A cross-sectional study in China. BMJ Open [en línea], 9, e032239. doi: 10.1136/bmjopen-2019-032239.

26. Wlosko M, Ros CC. Care work in thehealth sector basedonthepsychodynamicsofwork and the care perspective: An interview with Pascale Molinier. *Salud Colect*. 2015 Sep;11(3):445-54.

27. Instituto Nacional de Seguridad y Salud en el Trabajo (INSST). Ergonomía y psicosociología aplicada. Parte 4. [Consultado el 9 de julio de 2024]. Disponible en: https://www.insst.es/documents/94886/4155701/Parte%204.%20Ergonom%C3%ADa%20y%20psicosociolog%C3%ADa%20aplicada%20FINAL.pdf.

28. Instituto Nacional de Seguridad y Salud en el Trabajo (INSST). Criterios ergonómicos para la selección de sillas de oficina. Ergonomic criteria for the selection of office chairs. Critères ergonomiques pour la sélection de chaises de bureau. Elaborado por: María Peñahora García Sanz, Teresa Álvarez Bayona. 2018.

29. Organización Mundial de la Salud (OMS). Constitución de la Organización Mundial de la Salud. [Consultado el 9 de julio de 2024]. Disponible en: https://www.who.int/es/about/governance/constitution.

30. JMC PRL. Guía técnica sobre pantallas de visualización de datos (PVD). [Consultado el 7 de abril a de 2024]. Disponible en: https://www.jmcprl.net/Guias/@Datos/GT_PVD%20FP.htm.

31. Cobos D, Inés A, Pérez-Solano MJ, Llacuna J, Rodríguez A. Evidencias científicas bibliográficas sobre formación de trabajadores en prevención de riesgos laborales.

Instituto Nacional de Seguridad e Higiene en el Trabajo y Universidad Pablo de Olavide; 2010.

32. Sanz J. El perfil del profesional dedicado a la prevención de riesgos laborales en los hospitales. *Medicina y seguridad del trabajo*. 1997; 44(172): 35-38.

33. Seguridad Social. R. Ejecutivo: M. Vaquero. [Consultado el 1 de julio de 2024]. Disponible en: https://www.seg-social.es/wps/wcm/connect/wss/407c3d6a-fad3-4f4c-9d89-3d329102b751/R.Ejecutivo+M+Vaquero_2011.pdf?MOD=AJPERES.

34. Norma UNE –EN 29241.36.6 Requisitos ergonómicos para trabajos de oficina con pantallas de visualización de datos (PVD). Parte 3: Requisitos para las pantallas de visualización de datos.

9. Anexos

■ *ANEXO I: Test de evaluación para verificar la condición de usuario de PVD.*

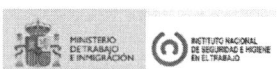

CUESTIONARIO NUMERO 1

IDENTIFICACIÓN DE LOS USUARIOS DE EQUIPOS CON PVD

Se considerará que son susceptibles de tener riesgos derivados del uso de equipos que incluyan pantallas de visualización, todos aquellos trabajadores que trabajen con pantallas de visualización alfanuméricas o gráficas, basadas en cualquier tipo de tecnología, que cumpla los criterios establecidos para considerarse trabajador usuario.

	SI	NO
¿Trabaja con la pantalla de visualización más de 4 horas al día?	☐	☐
¿Trabaja con la pantalla de visualización más de 20 horas a la semana?	☐	☐

Si la respuesta es SI a cualquiera de estas dos preguntas, se considera trabajador usuario de PVD.

	SI	NO
¿Trabaja con la pantalla de visualización entre 2 y 4 horas al día?	☐	☐
¿Trabaja con la pantalla de visualización entre 10 y 20 horas a la semana?	☐	☐

Si la respuesta es SI a cualquiera de estas dos preguntas, marque a continuación los requisitos de utilización para la realización de su trabajo con estos equipos.

	SI	NO
Depende del equipo para realizar el trabajo, no pudiendo disponer fácilmente de medios alternativos para conseguir los mismos resultados.	☐	☐
No puede decidir voluntariamente si utiliza o no el equipo para realizar su trabajo.	☐	☐
Necesita una formación o experiencia específica en el uso del equipo, exigidas por la empresa, para hacer el trabajo	☐	☐
Utiliza habitualmente el equipo durante períodos continuos de una hora o más.	☐	☐
Utiliza el equipo diariamente o casi diariamente, durante períodos continuos de una hora o más.	☐	☐
La obtención rápida de información por parte del usuario a través de la pantalla constituye un requisito importante del trabajo.	☐	☐
Las necesidades de la tarea exigen un nivel alto de atención por parte del usuario, por ejemplo, debido a que las consecuencias de un error pueden ser críticas.	☐	☐

Si ha respondido afirmativamente al menos a 5 de los requisitos, se considera trabajador usuario de PVD.

■ *ANEXO II: Test de evaluación ergonómica de trabajadores usuarios de PVD.*

CUESTIONARIO NUMERO 2

TEST PARA LA EVALUACIÓN DE PUESTOS CON PANTALLAS DE VISUALIZACIÓN
(incluido en la Guía Técnica del INSHT)

EQUIPO DE TRABAJO

PANTALLA

LEGIBILIDAD: TAMAÑO CARACTERES

1 "Escriba dos líneas de caracteres en mayúsculas"

¿Considera adecuado el tamaño de los caracteres?   No   Sí

LEGIBILIDAD: DEFINICIÓN CARACTERES

2 "Coloque en el centro de la pantalla el grupo de caracteres en mayúsculas tal como aparece en el dibujo".
(No deje espacio de separación ni entre los caracteres, ni entre las líneas).

6CGXKL1I
8B3RUV5S
DOQ2ZHM

¿Los diferencia todos con facilidad?   No   Sí

3 "Lleve el mismo grupo de caracteres, del ejemplo anterior, a las cinco zonas de la pantalla tal como aparece en el siguiente dibujo".

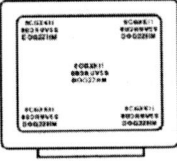

¿Se ven con igual nitidez en todas las zonas?   No   Sí

LEGIBILIDAD: SEPARACIÓN CARACTERES

4 "Teclee el grupo de caracteres en minúscula como se indica en el dibujo, de forma que quede situado en el centro de la pantalla".
(No deje espacio de separación ni entre los caracteres, ni entre las líneas).

nmvuaec
ftygqip
xkhdbdft

¿Considera que los caracteres y las líneas están bien separados y se distinguen correctamente?   No   Sí

ESTABILIDAD DE LA IMAGEN

5 "Ajuste el brillo al máximo. Escriba 5 líneas completas. Dirija la mirada hacia un lado de la pantalla de manera que, sin mirarla directamente, la vea por el rabillo del ojo"

¿Ve Vd. parpadear la imagen? No Sí

6   "Ajuste de nuevo el brillo a su nivel habitual y observe atentamente las líneas representadas en la pantalla".

¿Percibe movimientos o vibraciones indeseables en la imagen? Sí No

AJUSTE DE LUMINOSIDAD/CONTRASTE

7 **¿Puede ajustar fácilmente el brillo y/o el contraste entre los caracteres y el fondo de la pantalla?** No Sí

PANTALLA ANTIRREFLECTANTE

8 "Oscurezca totalmente la pantalla, mediante el control de brillo, y oriéntela de manera que se refleje en ella alguna fuente luminosa (ventana, lámpara, etc.)"
Observe si esa fuente produce reflejos intensos en la pantalla (en cuyo caso no existiría tratamiento antirreflejo).

¿Tiene tratamiento antirreflejo la pantalla? No Sí

POLARIDAD DE PANTALLA

9 **¿Puede elegir entre polaridad positiva o negativa de la pantalla? (Ver figura).** No Sí

POLARIDAD POSITIVA   POLARIDAD NEGATIVA

COMBINACIÓN DE COLOR

10 "En los textos que debe visualizar en la pantalla durante su tarea":

¿Se representan habitualmente caracteres rojos sobre fondo azul o viceversa? Sí No

REGULACIÓN: GIRO E INCLINACIÓN

11 **¿Puede regular fácilmente la inclinación y el giro de su pantalla? (Ver figura).** No Sí

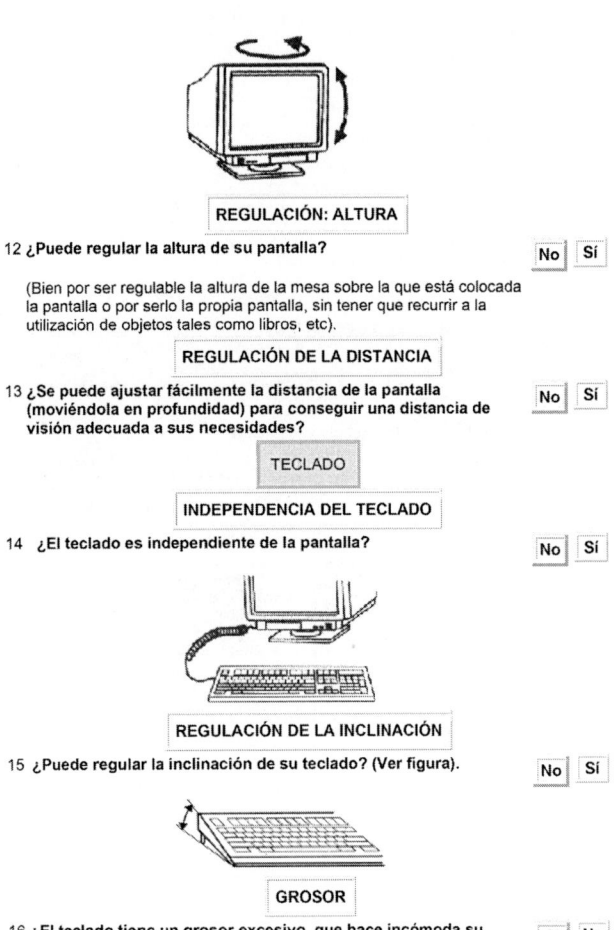

REGULACIÓN: ALTURA

12 **¿Puede regular la altura de su pantalla?** No Sí

(Bien por ser regulable la altura de la mesa sobre la que está colocada la pantalla o por serlo la propia pantalla, sin tener que recurrir a la utilización de objetos tales como libros, etc).

REGULACIÓN DE LA DISTANCIA

13 **¿Se puede ajustar fácilmente la distancia de la pantalla (moviéndola en profundidad) para conseguir una distancia de visión adecuada a sus necesidades?** No Sí

TECLADO

INDEPENDENCIA DEL TECLADO

14 **¿El teclado es independiente de la pantalla?** No Sí

REGULACIÓN DE LA INCLINACIÓN

15 **¿Puede regular la inclinación de su teclado? (Ver figura).** No Sí

GROSOR

16 **¿El teclado tiene un grosor excesivo, que hace incómoda su utilización?** Sí No

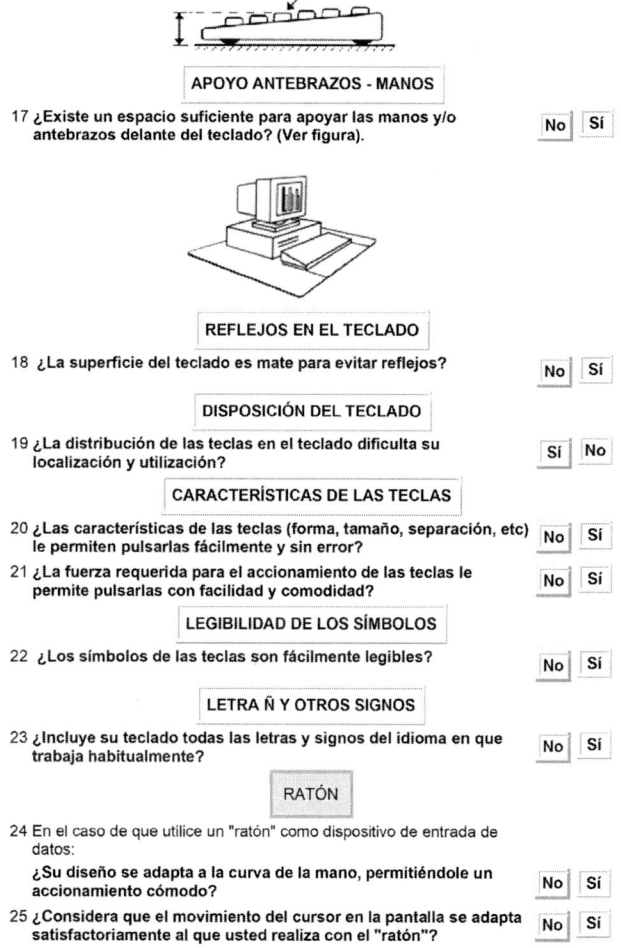

APOYO ANTEBRAZOS - MANOS

17 ¿Existe un espacio suficiente para apoyar las manos y/o antebrazos delante del teclado? (Ver figura). No Sí

REFLEJOS EN EL TECLADO

18 ¿La superficie del teclado es mate para evitar reflejos? No Sí

DISPOSICIÓN DEL TECLADO

19 ¿La distribución de las teclas en el teclado dificulta su localización y utilización? Sí No

CARACTERÍSTICAS DE LAS TECLAS

20 ¿Las características de las teclas (forma, tamaño, separación, etc) le permiten pulsarlas fácilmente y sin error? No Sí

21 ¿La fuerza requerida para el accionamiento de las teclas le permite pulsarlas con facilidad y comodidad? No Sí

LEGIBILIDAD DE LOS SÍMBOLOS

22 ¿Los símbolos de las teclas son fácilmente legibles? No Sí

LETRA Ñ Y OTROS SIGNOS

23 ¿Incluye su teclado todas las letras y signos del idioma en que trabaja habitualmente? No Sí

RATÓN

24 En el caso de que utilice un "ratón" como dispositivo de entrada de datos:

¿Su diseño se adapta a la curva de la mano, permitiéndole un accionamiento cómodo? No Sí

25 ¿Considera que el movimiento del cursor en la pantalla se adapta satisfactoriamente al que usted realiza con el "ratón"? No Sí

MESA/SUPERFICIE DE TRABAJO

SUPERFICIE DE TRABAJO

26 ¿Las dimensiones de la superficie de trabajo son suficientes para situar todos los elementos (pantallas, teclado, documentos, material accesorio) cómodamente?   No   Sí

ESTABILIDAD

27 ¿El tablero de trabajo soporta sin moverse el peso del equipo y el de cualquier persona que eventualmente se apoye en alguno de sus bordes?   No   Sí

ACABADO

28 Las aristas y esquinas del mobiliario ¿están adecuadamente redondeadas?   No   Sí

29 Las superficies de trabajo ¿son de acabado mate, para evitar los reflejos?   No   Sí

AJUSTE

30 ¿Puede ajustar la altura de la mesa con arreglo a sus necesidades?   No   Sí

PORTADOCUMENTOS

31 En el caso de precisar un atril o portadocumentos, ¿dispone Ud. de él?   No   Sí

(Si no precisa de él, no conteste)

31 a) ¿Es regulable y estable?   No   Sí

31 b) ¿Se puede situar junto a la pantalla?   No   Sí

ESPACIO ALOJAMIENTO PIERNAS

32 ¿El espacio disponible debajo de la superficie de trabajo es suficiente para permitirle una posición cómoda?   No   Sí

SILLA

ESTABILIDAD

33 ¿Su silla de trabajo le permite una posición estable (exenta de desplazamientos involuntarios, balanceos, riesgo de caídas, etc...)   No   Sí

34 ¿La silla dispone de cinco puntos de apoyo en el suelo?   No   Sí

CONFORTABILIDAD

35 ¿El diseño de la silla le parece adecuado para permitirle una libertad de movimientos y una postura confortable?   No   Sí

36 ¿Puede apoyar la espalda completamente en el respaldo sin que el borde del asiento le presione la parte posterior de las piernas? (Ver figura).

No | Sí

37 ¿El asiento tiene el borde anterior adecuadamente redondeado?

No | Sí

38 ¿El asiento está recubierto de un material transpirable?

No | Sí

39 ¿Le resulta incómoda la inclinación del plano del asiento? (Ver figura).

Sí | No

AJUSTE

40 ¿Es regulable la altura del asiento?

No | Sí

41 ¿El respaldo es reclinable y su altura regulable? (Debe cumplir las dos condiciones).

No | Sí

REPOSAPIES

42 En el caso de necesitar Vd. un reposapiés, ¿dispone de uno?

No | Sí

(Si no precisa de él, no conteste)

43 En caso afirmativo,

No | Sí

¿Las dimensiones del reposapiés le parecen suficientes para colocar los pies con comodidad?

ENTORNO DE TRABAJO

ESPACIO DE TRABAJO

44 ¿Dispone de espacio suficiente en torno a su puesto para acceder al mismo, así como para levantarse y sentarse sin dificultad?

No | Sí

ILUMINACIÓN: NIVEL DE ILUMINACIÓN

45 ¿La luz disponible en su puesto de trabajo le resulta suficiente para leer sin dificultad los documentos? No Sí

46 ¿La luminosidad de los documentos u otros elementos del entorno es mucho mayor que la de su pantalla encendida? (Ver figura). Sí No

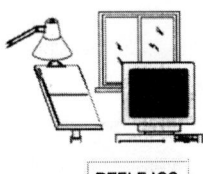

REFLEJOS

47 Alguna luminaria (lámparas, fluorescentes, etc...) o ventana, u otros elementos brillantes del entorno, ¿le provocan reflejos molestos en uno o más de los siguientes elementos del puesto?:

47 a) pantalla Sí No

47 b) teclado Sí No

47 c) mesa o superficie de trabajo Sí No

47 d) cualquier otro elemento del puesto Sí No

DESLUMBRAMIENTOS

48 ¿Le molesta en la vista alguna luminaria, ventana u otro objeto brillante situado frente a Vd.? Sí No

VENTANAS

49 Caso de existir ventanas, ¿dispone de persianas, cortinas o "estores" mediante los cuales pueda Vd. atenuar eficazmente la luz del día que llega al puesto? No Sí

50 ¿Está orientado su puesto correctamente respecto a las ventanas? (ni de frente ni de espaldas a ellas). (Ver figura). No Sí

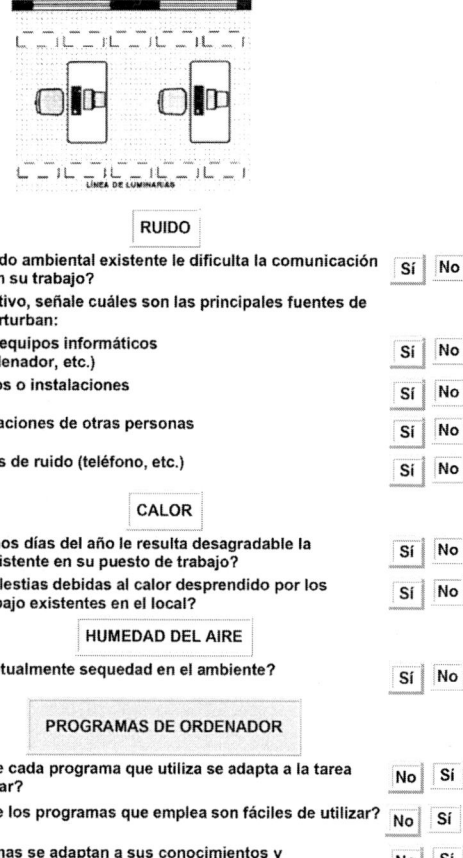

RUIDO

51 ¿El nivel de ruido ambiental existente le dificulta la comunicación o la atención en su trabajo? Sí No

52 En caso afirmativo, señale cuáles son las principales fuentes de ruido que le perturban:

52 a) Los propios equipos informáticos (impresora, ordenador, etc.) Sí No

52 b) Otros equipos o instalaciones Sí No

52 c) Las conversaciones de otras personas Sí No

52 d) Otras fuentes de ruido (teléfono, etc.) Sí No

CALOR

53 ¿Durante muchos días del año le resulta desagradable la temperatura existente en su puesto de trabajo? Sí No

54 ¿Siente Vd. molestias debidas al calor desprendido por los equipos de trabajo existentes en el local? Sí No

HUMEDAD DEL AIRE

55 ¿Nota Vd. habitualmente sequedad en el ambiente? Sí No

PROGRAMAS DE ORDENADOR

56 ¿Considera que cada programa que utiliza se adapta a la tarea que debe realizar? No Sí

57 ¿Considera que los programas que emplea son fáciles de utilizar? No Sí

58 ¿Estos programas se adaptan a sus conocimientos y experiencia? No Sí

59 ¿Los programas empleados le proporcionan ayudas para su utilización? No Sí

60 ¿El programa le facilita la corrección de errores, indicándole, por ejemplo, el tipo de error cometido y sugiriendo posibles alternativas? [No] [Sí]

PRESENTACIÓN DE LA INFORMACIÓN

61 ¿Los programas utilizados le presentan la información a un ritmo adecuado? [No] [Sí]

62 ¿Para Vd. la información en pantalla es mostrada en un formato adecuado? [No] [Sí]

ORGANIZACIÓN Y GESTIÓN

ORGANIZACIÓN DEL TRABAJO

63 ¿Se encuentra sometido habitualmente a una presión excesiva de tiempos en la realización de su tarea? [Sí] [No]

64 ¿La repetitividad de la tarea le provoca aburrimiento e insatisfacción? [Sí] [No]

65 ¿El trabajo que realiza habitualmente, le produce situaciones de sobrecarga y de fatiga mental, visual o postural? [Sí] [No]

66 ¿Realiza su trabajo de forma aislada o con pocas posibilidades de contacto con otras personas? [Sí] [No]

PAUSAS

67 a) ¿El tipo de actividad que realiza le permite seguir su propio ritmo de trabajo y hacer pequeñas pausas voluntarias para prevenir la fatiga? [No] [Sí]

67 b) "En el caso de haber respondido negativamente a la pregunta anterior" [No] [Sí]

¿Realiza cambios de actividad o pausas periódicas reglamentadas para prevenir la fatiga?

FORMACIÓN

68 ¿Le ha facilitado la empresa una formación específica para la tarea que realiza en la actualidad? [No] [Sí]

69 ¿Le ha proporcionado la empresa información sobre la forma de utilizar correctamente el equipo y mobiliario existente en su puesto de trabajo? [No] [Sí]

RECONOCIMIENTOS MÉDICOS

La vigilancia de la salud proporcionada por la empresa ¿incluye reconocimientos médicos periódicos donde se tienen en cuenta:

70 a) los problemas visuales, [No] [Sí]

70 b) los problemas musculoesqueléticos, [No] [Sí]

70 c) la fatiga mental? [No] [Sí]

66

INSTRUCCIONES PARA LA EVALUACIÓN DEL TEST

A continuación se incluye una serie de "Hojas Resumen de Respuestas" donde debe anotar, exclusivamente, las respuestas marcadas por Ud. en el test que acaba de realizar en las casillas de doble trazo.

De esta forma, las anotaciones que aparezcan en las hojas resumen reflejarán las deficiencias encontradas en su puesto de trabajo.

Las hojas resumen están organizadas en cinco apartados, al final de cada uno de los cuales se puede hacer el cómputo de los ítems incumplidos en relación con el equipo informático, mobiliario, entorno de trabajo, programas de ordenador y organización del trabajo.

Finalmente, en las hojas resumen encontrará una serie de casillas con la indicación (RD)

Estas casillas distinguen los ítems referidos, exclusivamente, a los requerimientos del Real Decreto 488/1997 de 14 de abril, trasposición de la Directiva 90/270/CEE, sobre PVD, a fin de facilitar la verificación de su cumplimiento.

HOJA DE RESUMEN DE RESPUESTAS
ÍTEMS INCUMPLIDOS

EQUIPO DE TRABAJO (INFORMÁTICO)	
1. ¿Considera adecuado el tamaño de los caracteres?	RD
2. ¿Los diferencia todos con facilidad?	RD
3. ¿Se ven con igual nitidez en todas las zonas?	RD
4. ¿Considera que los caracteres y las líneas están bien separados y se distinguen ...?	RD
5. ¿Ve usted parpadear la imagen?	RD
6. ¿Percibe movimientos o vibraciones indeseables en la imagen?	RD
7. ¿Puede ajustar fácilmente el brillo/contraste entre caracteres y fondo de pantalla?	RD
8. ¿Tiene tratamiento antirreflejo la pantalla?	
9. ¿Puede elegir entre polaridad positiva o negativa de la pantalla?	
10. ¿Se representan habitualmente caracteres rojos sobre fondo azul o viceversa?	
11. ¿Puede regular fácilmente la inclinación y el giro de su pantalla?	RD
12. ¿Puede regular la altura de su pantalla?	RD
13. ¿Se puede ajustar fácilmente la distancia de la pantalla ...?	
14. ¿El teclado es independiente de la pantalla?	RD
15. ¿Puede regular la inclinación de su teclado?	RD
16. ¿El teclado tiene un grosor excesivo ...?	
17. ¿Existe un espacio para apoyar manos y/o antebrazos ...?	RD
18. ¿La superficie del teclado es mate?	RD

19. ¿La distribución de las teclas dificulta su localización ...?	RD
20. ¿Las características de las teclas le permiten pulsarlas fácilmente..?	RD
21. ¿La fuerza requerida para accionar teclas le permite pulsarlas...?	
22. ¿Los símbolos de las teclas son fácilmente legibles?	RD
23. ¿Incluye su teclado todas las letras y signos ...?	
24. ¿El diseño del "ratón" se adapta a la curva de la mano ...?	
25. ¿Considera que el movimiento del cursor en la pantalla ...?	
TOTAL ÍTEMS INCUMPLIDOS (Para el equipo informático)	

HOJA DE RESUMEN DE RESPUESTAS
ÍTEMS INCUMPLIDOS

EQUIPO DE TRABAJO (MOBILIARIO)	
26. ¿Las dimensiones de la superficie de trabajo son suficientes...?	RD
27. ¿El tablero de trabajo soporta el peso del equipo.....?	
28. ¿Las aristas y esquinas del mobiliario están redondeadas?	
29. ¿Las superficies de trabajo son de acabado mate?	RD
30. ¿Puede ajustar la altura de la mesa?	
31. ¿Dispone de atril?	RD
31. a) ¿Es regulable el atril?	RD
31. b)¿Se puede situar junto a la pantalla?	RD
32. ¿El espacio debajo de la superficie de trabajo le permite estar cómodo?	RD
33. ¿Su silla de trabajo le permite una posición estable?	RD
34. ¿La silla dispone de cinco puntos de apoyo en el suelo?	
35. ¿El diseño de la silla le parece adecuado y confortable?	RD
36. ¿Puede apoyar la espalda completamente en el respaldo...?	
37. ¿El asiento tiene el borde anterior adecuadamente redondeado?	
38. ¿El asiento está recubierto de un material transpirable?	
39. ¿Le resulta incómoda la inclinación del plano del asiento?	
40. ¿Es regulable la altura del asiento?	RD
41. ¿El respaldo es reclinable y su altura regulable?	RD
42. ¿Dispone de reposapiés? (en el caso de necesitarlo)	RD
43. ¿Las dimensiones del reposapiés le parecen suficientes para colocar los pies?	
TOTAL DE ÍTEMS INCUMPLIDOS (Para el mobiliario)	

HOJA DE RESUMEN DE RESPUESTAS
ÍTEMS INCUMPLIDOS

ENTORNO DE TRABAJO	
44. ¿Dispone de espacio suficiente en torno a su puesto para moverse sin dificultad?	RD
45. ¿La luz disponible le resulta suficiente para leer sin dificultad los documentos?	RD
46. ¿La luminosidad del entorno es mayor que la de la pantalla encendida?	RD
47. a) ¿Alguna luminaria u otro elemento le provoca reflejos molestos en la pantalla?	RD
47. b) ¿En el teclado?	RD
47. c) ¿En la mesa o superficie de trabajo?	RD
47. d) ¿En cualquier otro elemento del puesto?	RD
48. ¿Le molesta en la vista alguna luminaria u otro objeto brillante, situado frente a Vd.?	RD
49. ¿Dispone de persianas, cortinas o "estores"?	RD
50. ¿Está orientado su puesto correctamente respecto a las ventanas?	
51. ¿El nivel de ruido ambiental le dificulta la comunicación o la atención?	
52. a) ¿Los equipos informáticos son la principal fuente de ruido?	RD
52. b) ¿Lo son otros equipos o instalaciones?	
52. c) ¿Lo son las conversaciones de otras personas?	
52. d) Otras fuentes de ruido (teléfono, etc.)	
53. ¿Durante muchos días al año le resulta desagradable la temperatura en el trabajo?	
54. ¿Siente Vd. molestias debidas al calor procedentes de los equipos de trabajo?	RD
55. ¿Nota Vd. Habitualmente sequedad en el ambiente?	RD
TOTAL DE ÍTEMS INCUMPLIDOS (Para el entorno de trabajo)	

HOJA DE RESUMEN DE RESPUESTAS
ÍTEMS INCUMPLIDOS

PROGRAMAS DE ORDENADOR	
56. ¿Considera que los programas que utiliza se adaptan a la tarea?	RD
57. ¿Considera que los programas que emplea son fáciles de utilizar?	RD
58. ¿Los programas se adaptan a sus conocimientos y experiencia?	RD
59. ¿Los programas empleados le proporcionan ayudas para su utilización?	RD
60. ¿El programa le facilita la corrección de errores y sugiere alternativas?	
61. ¿Los programas le presentan la información a un ritmo adecuado?	RD
62. ¿Para Vd. la información en pantalla es mostrada en formato adecuado?	RD
TOTAL DE ÍTEMS INCUMPLIDOS (Para los programas)	

ORGANIZACIÓN Y GESTIÓN	
63. ¿Se encuentra sometido habitualmente a una presión de tiempo excesiva al realizar su tarea?	
64. ¿La repetitividad de la tarea le provoca aburrimiento e insatisfacción?	
65. ¿El trabajo que realiza habitualmente le produce fatiga mental, visual o postural?	
66. ¿Realiza su trabajo aisladamente o con poco contacto con otras personas?	
67. a)¿Puede seguir su propio ritmo de trabajo y hacer pausas a voluntad...?	
67. b)En caso contrario, ¿realiza cambios de actividad o pausas reglamentadas...?	RD
68. ¿Le ha facilitado la empresa una formación específica para la tarea...?	RD
69. ¿Le ha proporcionado la empresa información de cómo utilizar el equipo de trabajo?	RD
70. a)¿La vigilancia de la salud tiene en cuenta los problemas visuales?	RD
70. b)¿La vigilancia de la salud tiene en cuenta los problemas musculoesqueléticos?	RD
70 c) ¿La vigilancia de la salud tiene en cuenta la fatiga mental?	
TOTAL DE ÍTEMS INCUMPLIDOS (Para la organización y gestión)	
TOTAL DE ÍTEMS INCUMPLIDOS (Todos los factores)	

Observaciones: Las casillas con la indicación (RD) corresponden a los ítems referidos a los requerimientos del Real Decreto 488/1997, que traspone la Directiva 90/270/CEE, sobre PVD.

El ítem nº 23 se refiere a lo preceptuado por el R.D. 564/1993 de 16 de abril.

- *ANEXO III. Hoja resumen de respuestas.*

A) EQUIPO DE TRABAJO (INFORMÁTICO)	
1. ¿Considera adecuado el tamaño de los caracteres?	RD
2. ¿Los diferencia todos con facilidad?	RD
3. ¿Se ven con igual nitidez en todas las zonas?	RD
4. ¿Considera que los caracteres y las líneas están bien separados y se distinguen ...?	RD
5. ¿Ve usted parpadear la imagen?	RD
6. ¿Percibe movimientos o vibraciones indeseables en la imagen?	RD
7. ¿Puede ajustar fácilmente el brillo/contraste entre caracteres y fondo de pantalla?	RD
8. ¿Tiene tratamiento antirreflejo la pantalla?	
9. ¿Puede elegir entre polaridad positiva o negativa de la pantalla?	
10. ¿Se representan habitualmente caracteres rojos sobre fondo azul o viceversa?	
11. ¿Puede regular fácilmente la inclinación y el giro de su pantalla?	RD
12. ¿Puede regular la altura de su pantalla?	RD
13. ¿Se puede ajustar fácilmente la distancia de la pantalla ...?	
14. ¿El teclado es independiente de la pantalla?	RD
15. ¿Puede regular la inclinación de su teclado?	RD
16. ¿El teclado tiene un grosor excesivo ...?	
17. ¿Existe un espacio para apoyar manos y/o antebrazos ...?	RD
18. ¿La superficie del teclado es mate?	RD
19. ¿La distribución de las teclas dificulta su localización ...?	RD
20. ¿Las características de las teclas le permiten pulsarlas fácilmente...?	RD
21. ¿La fuerza requerida para accionar teclas le permite pulsarlas...?	
22. ¿Los símbolos de las teclas son fácilmente legibles?	RD

23.	¿Incluye su teclado todas las letras y signos ...?	
24.	¿El diseño del "ratón" se adapta a la curva de la mano ...?	
25.	¿Considera que el movimiento del cursor en la pantalla ...?	
TOTAL, ÍTEMS INCUMPLIDOS (Para el equipo informático)		

A) EQUIPO DE TRABAJO (MOBILIARIO)		
26.	¿Las dimensiones de la superficie de trabajo son suficientes...?	RD
27.	¿El tablero de trabajo soporta el peso del equipo...?	
28.	¿Las aristas y esquinas del mobiliario están redondeadas?	
29.	¿Las superficies de trabajo son de acabado mate?	RD
30.	¿Puede ajustar la altura de la mesa?	
31.	¿Dispone de atril?	RD
31.	a) ¿Es regulable el atril?	RD
31.	b) ¿Se puede situar junto a la pantalla?	RD
32.	¿El espacio debajo de la superficie de trabajo le permite estar cómodo?	RD
33.	¿Su silla de trabajo le permite una posición estable?	RD
34.	¿La silla dispone de cinco puntos de apoyo en el suelo?	
35.	¿El diseño de la silla le parece adecuado y confortable?	RD
36.	¿Puede apoyar la espalda completamente en el respaldo...?	
37.	¿El asiento tiene el borde anterior adecuadamente redondeado?	
38.	¿El asiento está recubierto de un material transpirable?	
39.	¿Le resulta incómoda la inclinación del plano del asiento?	
40.	¿Es regulable la altura del asiento?	RD

41.	¿El respaldo es reclinable y su altura regulable?	RD
42.	¿Dispone de reposapiés? (en el caso de necesitarlo)	RD
43.	¿Las dimensiones del reposapiés le parecen suficientes para colocar los pies?	
TOTAL, DE ÍTEMS INCUMPLIDOS (Para el mobiliario)		

B) ENTORNO DE TRABAJO		
44.	¿Dispone de espacio suficiente en torno a su puesto para moverse sin dificultad?	RD
45.	¿La luz disponible le resulta suficiente para leer sin dificultad los documentos?	RD
46.	¿La luminosidad del entorno es mayor que la de la pantalla encendida?	RD
47.	a) ¿Alguna luminaria u otro elemento le provoca reflejos molestos en la pantalla?	RD
47.	b) ¿En el teclado?	RD
47.	c) ¿En la mesa o superficie de trabajo?	RD
47.	d) ¿En cualquier otro elemento del puesto?	RD
48.	¿Le molesta en la vista alguna luminaria u otro objeto brillante, situado frente a Vd.?	RD
49.	¿Dispone de persianas, cortinas o "estores"?	RD
50.	¿Está orientado su puesto correctamente respecto a las ventanas?	
51.	¿El nivel de ruido ambiental le dificulta la comunicación o la atención?	
52.	a) ¿Los equipos informáticos son la principal fuente de ruido?	RD
52.	b) ¿Lo son otros equipos o instalaciones?	
52.	c) ¿Lo son las conversaciones de otras personas?	
52.	d) Otras fuentes de ruido (teléfono, etc.)	
53.	¿Durante muchos días al año le resulta desagradable la temperatura en el trabajo?	
54.	¿Siente Vd. molestias debidas al calor procedentes de los equipos de trabajo?	RD

55.	¿Nota Vd. Habitualmente sequedad en el ambiente?	RD
	TOTAL DE ÍTEMS INCUMPLIDOS (Para el entorno de trabajo)	

B) ENTORNO DE TRABAJO - PROGRAMAS DE ORDENADOR

56.	¿Considera que los programas que utiliza se adaptan a la tarea?	RD
57.	¿Considera que los programas que emplea son fáciles de utilizar?	RD
58.	¿Los programas se adaptan a sus conocimientos y experiencia?	RD
59.	¿Los programas empleados le proporcionan ayudas para su utilización?	RD
60.	¿El programa le facilita la corrección de errores y sugiere alternativas?	
61.	¿Los programas le presentan la información a un ritmo adecuado?	RD
62.	¿Para Vd. la información en pantalla es mostrada en formato adecuado?	RD
	TOTAL DE ÍTEMS INCUMPLIDOS (Para los programas)	

C) ORGANIZACIÓN Y GESTIÓN DE TRABAJO		
63.	¿Se encuentra sometido habitualmente a una presión de tiempo excesiva al realizar su tarea?	
64.	¿La repetitividad de la tarea le provoca aburrimiento e insatisfacción?	
65.	¿El trabajo que realiza habitualmente le produce fatiga mental, visual o postural?	
66.	¿Realiza su trabajo aisladamente o con poco contacto con otras personas?	
67.	a) ¿Puede seguir su propio ritmo de trabajo y hacer pausas a voluntad...?	
67.	b) En caso contrario, ¿realiza cambios de actividad o pausas reglamentadas...?	RD
68.	¿Le ha facilitado la empresa una formación específica para la tarea...?	RD
69.	¿Le ha proporcionado la empresa información de cómo utilizar el equipo de trabajo?	RD

70.	a) ¿La vigilancia de la salud tiene en cuenta los problemas visuales?	RD
70.	b) ¿La vigilancia de la salud tiene en cuenta los problemas musculoesqueléticos?	RD
70	c) ¿La vigilancia de la salud tiene en cuenta la fatiga mental?	
TOTAL, DE ÍTEMS INCUMPLIDOS (Para la organización y gestión)		
TOTAL, DE ÍTEMS INCUMPLIDOS (Todos los factores)		

- *ANEXO IV. Recomendaciones de ejercicios para realizar en las pausas de trabajo.*

¿ES USUARIO DE PANTALLAS DE VISUALIZACION DE DATOS (PVD)?

- ESTA INFORMACIÓN LE INTERESA A SU SALUD Y A USTED -

PAUSAS ACTIVAS ¡¡Rompe con la inactividad y el sedentarismo!! Planifícate a lo largo de la jornada descansos para practicar ejercicios de activación, estiramiento o visuales. Se recomienda realizar una pausa activa de al menos 5 minutos cada hora.

EJERCICIOS DE ACTIVACIÓN

- Son movimientos **lentos, conscientes y fluidos,** hasta el final del rango articular.

- Repite cada ejercicio **al menos 5 veces** y, si corresponde, en los 2 sentidos.

EJERCICIOS DE ESTIRAMIENTO

- Combínalos con respiraciones profundas y lentas, y mantén la posición final **de 6 a 10 segundos, sin dolor.**

- Si sientes dolor, mareo o malestar para el ejercicio. Si persiste, consulta al médico.

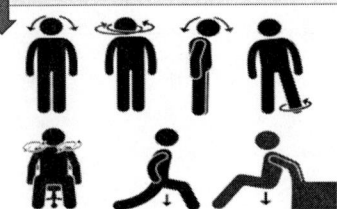
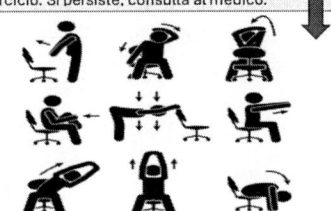

EJERCICIOS VISUALES

Aplica la **regla de los 20**: cada 20 minutos mira a 20 pies (6 metros) durante 20 segundos.

Cúbrete los ojos con las dos manos sin presionarlos durante 30 segundos.

Con la vista al frente, **mueve los ojos lentamente**: arriba, abajo, a la derecha, a la izquierda, y en las 4 diagonales. Repite **3 veces.**

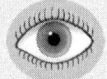

ORGANÍZATE

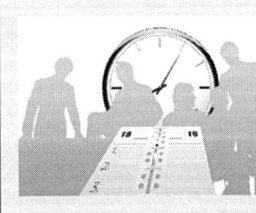

1. Haz una lista de proyectos **priorizados** según importancia y urgencia.
2. Divide los proyectos y las tareas complejas en fases o acciones **más simples.**
3. vayas realizando.
4. Ten **una sola agenda** para todo, y mantenla siempre actualizada y a la vista.
5. Sé realista al planificar tu jornada. **¡El día solo tiene 24 horas!**

ACTIVIDAD FÍSICA FUERA DEL TRABAJO

- Entre **30 minutos y 1 hora** al día, al menos **5 días** a la semana, de actividad aeróbica **moderada.**

- **Dos o más sesiones** semanales de **ejercicios de fuerza** de los grandes grupos musculares.

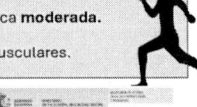

Plan de actividades preventivas de la Seguridad Social 2024.